JN158325

新版

間違いだらけのリハビリテーション

「起立－着席運動」のすすめ

医療法人 羅寿久会　浅木病院　会長

三好正堂

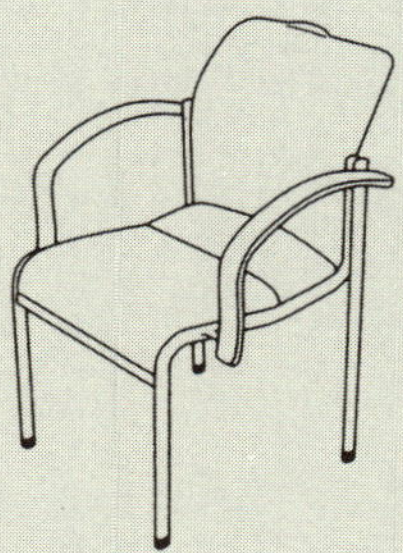

現代書林

本書は、幻冬舎ＭＣから刊行された
『間違いだらけのリハビリテーション』に加筆・修正をした新装版です。

はじめに

２０１５年に幻冬舎から出版した「間違いだらけのリハビリテーション」という書名は、出版社の提案とはいえ、独善的、他罰的な題名で、恐縮していました。本書はもともと、患者さんや家族の方にリハビリテーション（以下、リハビリと略す）の原理を理解してもらい、効果的なリハビリ治療を受けていただきたいと願って書いたものです。

しかし患者さんや家族だけでなく、理学療法士、作業療法士などのリハビリ専門職からもお褒めをいただき（アマゾン書評）、ありがたく思っています。ここに、新装版を現代書林から出版することになりました。

日本の医療は世界でもトップレベルです。医療ロボット「ダヴィンチ」による心臓手術、ＩＰＳ細胞による再生医療など、最新の医療機器や治療法が次々と生み出され、目まぐるしい発展を遂げています。

しかし一方で、リハビリ医療は、遅々として進まないどころか、むしろ30年前に比べて治療成績が悪くなっています。

リハビリ専門職である理学療法士（PT）、作業療法士（OT）、言語聴覚士（ST）の数が増えて充実し、施設も目を見張るほど立派になったのに、治療成績が悪くなっているのはなぜでしょうか。

思いますに、最近のリハビリに、「額に汗する」地道な治療が、少なくなったためではないでしょうか。

例えば、ロボット療法というのがあって、高度先進医療として注目を浴びています。これは介護のためには開発が大いに期待されるところですが、治療技術としての効果はありません。

ロボットを装着して身体を動かしても、ロボットという器械が活動しているのであって、患者さん自身が行う筋活動は最小限で、額に汗することはなく、麻痺の回復効果はないと思います。

むしろロボット療法を受けている間に、障害からの回復に最も必要な健常部の筋活動を起こす治療時間が少なくなり、その結果、回復が不十分になるのだと思います。

私は、リハビリ専門医として34年以上前に開業し、1万1千人以上の方を治療してきました。その中には、他の施設で十分改善しなかったのに、私の病院で改善した方が多数いらっしゃいます。

私の結論は、リハビリの効果は、決して先端技術を使うことではなく、地道に筋活動を行うこと、実は最も簡単な「起立‐着席運動」を繰り返すことであると思っています。本書では、このことを中心に述べていきたいと思います。

孟子の言葉に、次のようなものがあります。

道は近くにあり、而るにこれを遠きに求む
事は易きにあり、而るにこれを難きに求む

リハビリ治療でも、「基本を無視して高等技術に飛びついてはならない」と言えるのではないでしょうか。

この本が、現在リハビリを受けている方やそのご家族にとって、運動機能の改善や健康増進のために役立つものになれば幸いです。

さらに、医師、看護師、ＰＴ、ＯＴ、ＳＴなどの医療関係者が読んでくださるなら、望外の喜びです。

一部の方から、本書はリハビリの入門書という感想をいただきましたが、むしろ経験深いリハビリ専門家に読んでいただきたく思います。

　現在の我が国のリハビリ事情は本当に劣悪です。この深刻な現状に気付かれるのは、経験豊かな方以外にありません。そして、ご批判を賜ればと存じます。

目次

第2章 本当に効果の大きなリハビリ「起立-着席運動」

第3章 肥満の体重を減らせば歩けるようになる

第4章

歩行障害を起こす病気のいろいろ

第5章 驚異的な回復をした人たち

終章 明るい高齢化社会を目指して

REHABILITATION

第1章

我が国のリハビリテーションは問題だらけ

リハビリ専門病院での治療は80%が不十分

高齢化社会を迎え、リハビリテーション（以下、リハビリと略す）が重要であることは、多くの人が気付いておられることでしょう。

リハビリは、脳卒中、骨折（特に大腿骨頸部骨折や脊椎骨折）など歩行障害を起こす病気や、高齢者の老衰、肺炎や心臓病、腹部手術から生じるさまざまな障害の治療として特に有効であるからです。

リハビリが必要なのは高齢者だけでなく、若い現役世代にとっても、社会復帰、職場復帰を果たすためには欠かせません。

ところが我が国のリハビリは非常に不十分な現状にあります。そのお粗末さは、「ボロボロ」と言っても過言ではありません。

「ボロボロ」などと言いますと、尊敬すべき立派な先生が多いリハビリ医学界の同僚・先輩に大変失礼でありますが、次に述べる実態があることで、どうかご理解をお願いいたします。

リハビリ治療の現実

以下は、2010年に『総合リハビリテーション』という学術誌に発表した論文をもとにしたものですが、現在、多くのリハビリ専門病院で行われているリハビリが、いかに不十分なものであるかを紹介します。

調査対象は、急性期病院（地域の基幹病院や大学病院など、急性疾患の治療を行う病院）に平均55日間、次に回復期リハビリ病院に平均156日間入院して専門的リハビリを受けた46例の脳卒中患者さんです（論文では35例でしたが、その後の11例を加えて分析しました）。

それまでの治療結果に満足できず、さらなるリハビリを希望して当院へ入院され、この方々にリハビリの再治療を行いました。

治療の内容は後ほど紹介する「起立‐着席運動」です。この運動を1日400～600回行うことを主にしていますが、この方法で再びリハビリをやり直したところ、実に80％の患者さんがさらなる改善を見たのです。

私の病院での入院期間は、平均69日で比較的短い期間でした。

図1-1　平均156日間リハビリを受けた脳卒中患者を再治療した結果

46名のうち32名（70%）で歩行がさらに改善した。

（人）

		再リハビリ後				
		不能	介助歩行	監視下歩行	室内自立	屋外歩行
再リハビリ前	不能（17）	9	6	1	1	
	介助歩行（18）		4	10	4	
	監視下歩行（6）			0	6	
	室内自立（5）				1	4

■歩行能力の改善

患者さんの入院時歩行能力を次の5段階に分けました。数字が大きいほど、障害も大きいことを意味しています。

①屋外歩行自立
（屋外を1人で歩くことができる歩行）
②室内歩行自立
（室内を1人で歩くことのできる歩行）
③監視下歩行
（1人で歩けるが、転倒予防のために誰かが監視する必要のある歩行）
④介助歩行
（誰かの支えがあると歩ける歩行）
⑤歩行不能

当院でのリハビリの結果、入院時に②室内歩行自立であった5名のうち、4名が①の屋外歩行自立になりました。また、③の監視下歩行であった6例は、全員が②の室内歩行自立に、④の介助歩行であった18名のうち、4名が②の室内歩行自立、10名が③の監視下歩行になったのです。

そして、入院時に⑤の歩行不能であった17名のうち、1名が②の室内歩行自立、1名が③の監視下歩行、6名が④の介助歩行になり、全体で32／46（70％）が改善したのです（図1－1）。

日常生活動作（ADL）の改善

私たちが日常何気なく行っている動作を、リハビリ専門用語で「日常生活動作」または「ADL」（activities of daily living）と言います。

このADL評価法には、「FIM」（Function Independence Measure）と「Barthel index」の2つがあり、どちらも似ています。

本書ではADLを表すのに「Barthel index」を使うことにして、これについて説明します。

これは、次の10項目について、自立、監視、介助、不能に評価して得点を与え、それを集計して１００点満点のうち何点かで表すことになっています。各項目の点数は以下の通りです。

- 食事動作（一連の食事動作）……………………10点
- 整容（洗面、歯磨き、整髪など）…………………5点
- 移乗（ベッドから車椅子やトイレ便座への乗り移り）…………15点
- トイレ動作（一連の排泄動作）……………………10点
- 入浴（一連の入浴動作）……………………………5点
- 更衣（衣服を脱いだり着たりする動作）…………10点
- 歩行、または車椅子駆動による移動………………15点
- 階段（階段を上り下りする動作）…………………10点
- 尿意（排尿したいという感じがわかる）…………10点
- 便意（排便したいという感じがわかる）…………10点

今回調べた46例のＡＤＬは、当院へ入院時に１００点満点で平均51点であったのが、退

院時には64点まで改善していました。

筋力の向上

筋力を測定して筋力の指標にしました。すべての筋肉について測定できませんので、下肢筋力の代表として「膝伸筋力」(膝を伸ばす筋力)を、上肢‐手の代表として「握力」を選んで測定しました。

膝伸筋力は、健側(非麻痺側)で平均30kgであったものが43kgと約1・4倍になり、麻痺側でも平均13kgから23kgと約1・8倍になりました。握力は健側で平均19kgから23kg(1・2倍)になり、麻痺側で平均4kgから6kg(1・3倍)と、いずれも向上しました(図1－2)。

歩行やADLの改善が、筋力の強化によってもたらされたのは明らかでしょう。これは、それまで受けたリハビリよりも、起立‐着席運動のほうがより有効であることを示していると言えるでしょう。

嚥下・呼吸の改善

歩行やADLだけでなく、嚥下障害(飲み込みの障害)や呼吸機能にも著しい改善が見

図1－2　当院での入院時と退院時の筋力

起立－着席運動により、健側、麻痺側ともに、膝伸筋力、握力が強化されている。

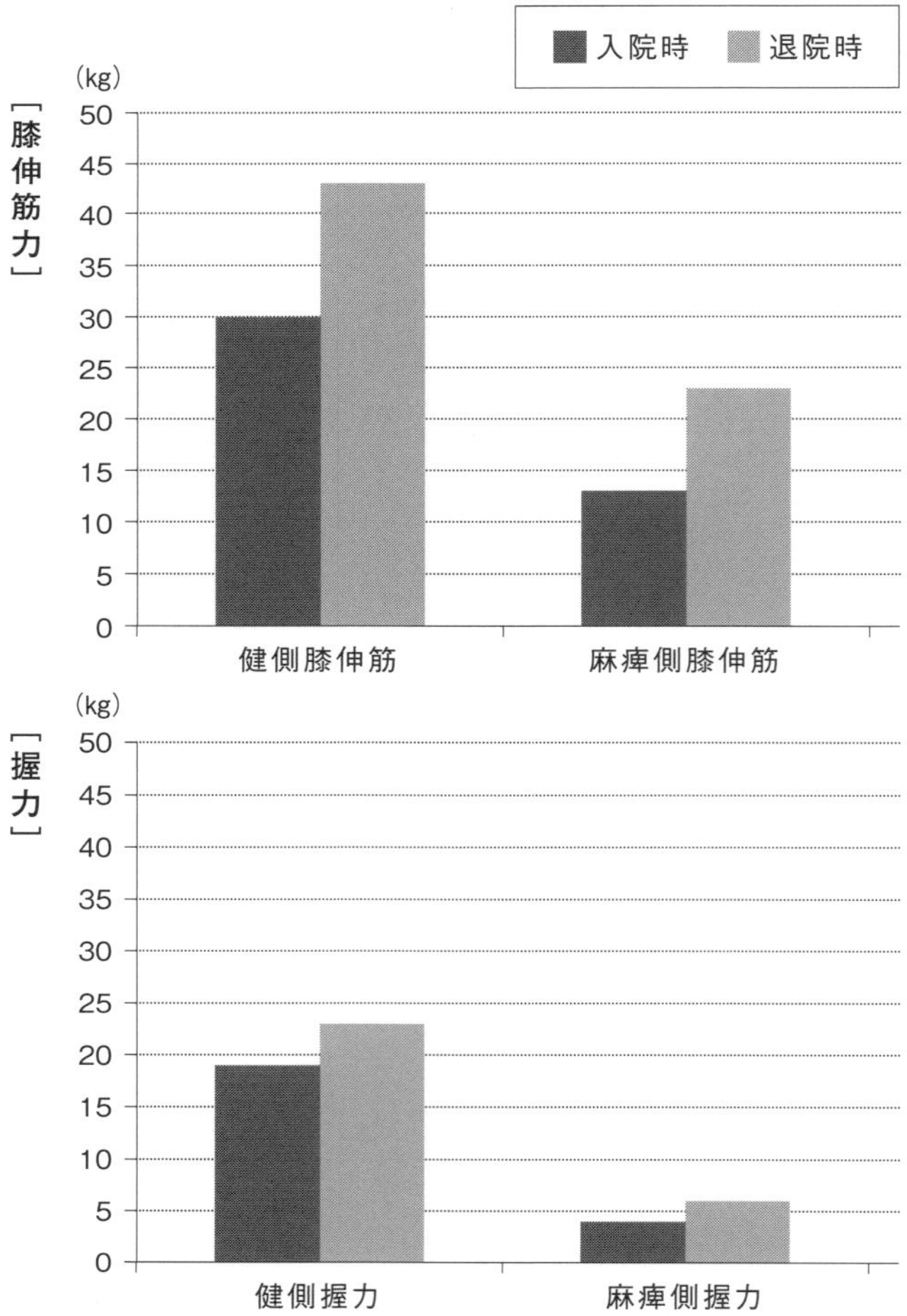

られました。

鼻からチューブを胃に入れて栄養をとる経鼻胃管栄養が3例ありましたが、退院時には3例とも経口摂取、つまり三食とも口から食べられるようになりました。胃瘻（胃に穴を開けてチューブを入れ、それから栄養をとる方法）も6例ありましたが、うち5例で三食経口摂取になり、1例は胃瘻と経口摂取の併用になりました。

気管切開は2例ありましたが、2例とも気管カニューレを抜去し、気管切開孔を閉鎖でき、しゃべりやすくなり、また嚥下も回復しました。

私どもは嚥下障害や呼吸障害に対して特別な治療をしていません。起立－着席運動だけを行ったのです。それにもかかわらず、嚥下や呼吸が改善しました。なぜそうなったか、具体的なメカニズムは私自身わからないのですが、前の病院で行われていた「嚥下訓練」より、よく改善できたのは事実です。おそらく起立－着席運動により体力が向上し、嚥下機能が改善して、肺活量が増えたのではないかと推測しています。

歩行障害、ＡＤＬ、嚥下障害、気管切開の改善を含めると、79％が前のリハビリ専門病院でのリハビリよりもさらに改善したことになります。これはリハビリ専門病院でのリハビリが、80％近く不十分であったことになり、日本におけるリハビリの課題を浮き彫りにしていると言っても過言ではないと思われます。

脳卒中による嚥下障害の治療法

ここで、「脳卒中における嚥下障害」について詳しく述べることにします。

食べ物がのどを通らなくなった状態を「嚥下障害」と言います。原因は脳卒中、パーキンソン病、筋萎縮性側索硬化症など多数ありますが、ここでは脳卒中による嚥下訓練に限って述べることにします。

嚥下障害があると、食べ物が気道に入って窒息や肺炎を起こす危険があります。したがって嚥下障害が重度の時に、口から食べさせることは絶対にしてはならないことです。こうした場合は、点滴や経鼻胃管で栄養をとります。

ところで、脳卒中による嚥下障害は、一般に良く回復するのです。つまり自然回復です。急性期には約60~70%出現しますが、次第に回復し、2週後には30%、2ヶ月後には10%以下になります。

ですから嚥下の回復は、焦らないでゆっくり待ってよいのです。ただ漫然と待つのではなく、下肢を強化しながら、つまり起立-着席運動を行いながら待つのです。

嚥下障害の評価

嚥下障害の評価には、反復唾液嚥下テスト、水飲みテスト、食物テスト、染色液テストなどがあり、さらにより専門的な検査として、嚥下食道造影検査（video-fluoroscopic examination of swallowing＝ＶＦと略す）や嚥下内視鏡検査があり、特に後の２つは専門家から非常に重要だと強調されています。ところで私どもは、重要だと言われる後者２つの検査をしておりません。「水飲みテスト」だけで評価を行っております。

２０１２年に『総合リハビリテーション』という学術誌に、７２５例の調査結果を発表しました。そのうちの２６１例に嚥下障害があり、76例が経鼻胃管を、12例が胃瘻を受けていました。２６１例の嚥下障害のうち、他院にお願いしてＶＦを行ったのは2例だけでした。

ＶＦや嚥下内視鏡は、確かに気道に食物が誤嚥されたか否かを客観的に見ることができます。しかしＶＦや内視鏡で誤嚥がなくても絶対に大丈夫という保証はなく、検査の有用性から見るとそれほど価値のある検査ではないと思っています。

その点、「水飲みテスト」は非常に簡単です。水を４～５cc飲ませ、むせるか否かを見ます。３回行って、３回むせなければ経口摂取は可能です。２回以上むせれば不合格で、翌日同じ検査をします。さらに次の日も行い、毎日行って合格点が得られるのを待ちます。

なお経鼻胃管をしている場合には、鼻からチューブを入れたままで、水飲みテストを行います。水が上手に飲めれば、口から食べられる状態に回復していると言えるでしょう。

水には2つの利点があります。1つは誤嚥しても肺炎を起こさないこと、2つ目は飲み込みにくい食べ物で、水を飲めるということはアイスクリームやプリンを確実に経口摂取できることを意味するのです。

食物の種類は無数にありますが、飲みやすさで分類すると、生野菜、餅、パサパサご飯、おからなどが飲み込みにくい食物の代表で、ネクター、牛乳、アイスクリーム、プリンは飲みやすい食べ物の代表です。

では水はどうでしょうか。実は、水は飲み込みにくい食物に属するのです。これを利用して嚥下の評価と訓練を行うのです。

嚥下障害のリハビリ治療

嚥下訓練では、次の2つが必要条件になります。

①意識障害がない、または軽くて、経口摂取に意欲的であること

②少なくとも水を飲めるだけの嚥下機能があること

そして実は、特別な「嚥下訓練」をしなくても、**早期リハビリとして起立－着席運動をしていれば、嚥下障害は良く回復するのです。**

脳卒中の早期リハビリは非常に大切です。しかしこれは下肢および上肢について言えることで、嚥下はゆっくりでよいのです。「早期リハビリ」と称して、急性期の嚥下障害や意識障害がある時期にＶＦや嚥下訓練を行う施設がありますが、私は有害無益なことだと思っています。急性期の嚥下障害の強い時期には、経鼻胃管で栄養をとり、起立－着席運動をすべきです。

学会のマニュアルによりますと、「嚥下訓練」として挙げられているのは非常にたくさん（約50）あります。開口訓練、口唇、頬、舌の筋力を強化する動き（口の中に空気をためて頬を膨らましたり、口唇をとがらしたり、口角を横に引いたりする）、またこれらの筋肉に対するマッサージ、舌の運動では、舌をまっすぐできるだけ前に出したり、舌を出して左右の口角をなめたりするものや、口や咽頭（のど）を冷たくした綿棒で刺激する、唾液腺の刺激、唾液を飲み込む練習などがあります。さらに複雑な治療として、口腔筋の電気刺激法、経頭蓋磁気刺激法、経頭蓋直流電気刺激法などもあります。

しかし実は、これらの嚥下訓練のうち、有効性の確かめられたものは一つもありません。

「効果があるであろう」という想定のもとに行われている治療です。しかも訓練時間が長いのも欠点の一つです。

我々の嚥下訓練法は、4〜5ccの水飲みが3回中3回ともできれば、アイスクリームやプリンを食べさせます。すでに述べたように、水を飲める方は上手にこれを嚥下できます。その後は、ミキサー食（トロミつき）を食べさせます。誤嚥しないように注意しながら少量ずつ食べさせます。これが我々の「嚥下訓練」です。十分量（1食約200〜300キロカロリー）が食べられるようになると経鼻チューブを抜くことができます。

次に食物の嚥下難度を次第に上げていきます。ミキサー食の次は、超きざみ食、きざみ食、一口大食、軟菜食、普通食の順です。それぞれに「トロミ」を加えることが多いです。最初の水飲みテストでむせるほど嚥下障害が重度であれば、「トロミ付き水」を飲ませてみます。普通の水より飲みやすいです。これでむせなければ、栄養価のあるアイスクリームやミキサー食が食べられます。量は少ししか食べられないでしょうが、この場合には楽しみ程度の経口摂取にして、大半の栄養は経鼻胃管からとります。

これでもむせる場合には、経鼻チューブを抜くことはできません。1ヶ月以上続く場合には、経鼻胃管を続けるか胃瘻造設かを検討します。

私どもが調査した261例の嚥下障害のうち、経鼻胃管は76例ありましたが、53例（70

%）が三食経口摂取に回復しました。また、胃瘻が12例あって、その中の8例が三食経口摂取になっていました［5年前からの症例を含めると胃瘻24例中17例（71％）が三食経口摂取を回復していました］。

他の研究者による過去の報告例では、経鼻胃管から三食経口摂取になった率は40％前後ですし、胃瘻から経口摂取になった率は10～20％です。これらの報告と比較してみると、我々の成績のほうが良かったのです。私どものところでは、嚥下訓練は全く行っておらず、主に起立‐着席運動を行っただけにもかかわらずです。

リハビリの現場では、療法士の治療時間が限られていますから、貴重な療法士の治療が十分に活用されるように最優先すべきプログラムを選ばなければなりません。最も重要なのは足腰の強化です。効果の明らかでない嚥下訓練を行う余裕はない、というのが私どもの実感です。足腰が鍛えられ、体力がつけば、嚥下機能もおのずと回復してくるからです。

リハビリ専門病院で156日間治療を受けながら経鼻胃管であった3例の全例と、胃瘻6例のうち5例が起立‐着席運動で改善したのは、そのためだったのです。

なお、口腔ケアはとても大切です。口腔は清潔でなければなりません。私どもは、茅ヶ崎市の歯科開業医・黒岩恭子先生から9種類の口腔ケア用のブラシや吸引付きブラシを教えていただいて口腔ケアをしています。

また横浜市の歯科開業医・加藤武彦先生から、義歯を正しく制作し、よく噛むことを教えていただきました。一口30回噛んで食べると、口の中でトロミ食になり、嚥下が楽にできて、誤嚥や肺炎の予防にもなるのです。

なぜリハビリ専門病院のリハビリが不十分になったか

リハビリ病院で専門的リハビリ治療を受けたのに十分回復しなかった46例について紹介しました。なぜ脚力が十分強化されず、歩行が十分回復せず、また嚥下や呼吸も回復しなかったのか、非常に問題です。リハビリを受けた期間は平均156日でしたから、私どもの病院の在院日数69日と比較すると、十分すぎるほど長い期間受けています。

そこで患者さんに聞き取り調査をしてみました。大部分の病院で1日2時間以上のリハビリを受けており、治療時間は十分なものでした。それなのになぜ改善が不十分になったか、私の考えを述べてみます。

理由1　麻痺を治そうとすると障害の回復がダメになる

46例の方に前の病院で受けていたリハビリの内容を聞いてみたところ、全例が主に麻痺を回復する治療を受けておられました。

皆さんの中には、「リハビリ＝動きの悪いところを動かせるようにする治療」というイメージを持っている人が多いのではないでしょうか。確かに、一般の医療では、どんな疾患であれ、病巣を取り除いたり、細菌を殺したりなど、悪いところをなくすのが治療の基本です。ガンであればそれを手術的に摘出したり、放射線で焼いたり、抗ガン剤でやっつけたりします。肺炎では抗生物質で細菌を殺すことを治療としています。リハビリでも「麻痺を回復する」という考えはごく自然なことでしょう。

しかし、リハビリの治療は違うのです。他の治療学と違い、「健常部を強化する」ことが原則なのです。脳卒中・片麻痺では、麻痺を治すのでなく、健側（非麻痺側）を強化することです。

「なぜ、わざわざ健側を強化するの？」と不審に思われるかもしれません。ところが片麻痺の健側下肢は、全例で筋力がほぼ半分以下に低下しているのです（42ページ図1－4）。そのため健側下肢は訓練に良く反応して強くなり、そして移乗、トイレ動作、歩行が迅速に回復するのです。これがなかなか理解してもらえず、今でも、日本全国で麻痺の治療が主流になっています。実はこれが、脳卒中のリハビリを不十分にしている最大の原因だと思っています。

最近は脳科学も進歩し、いろいろな治療技術が提案されています。磁気刺激法、電気刺激法、反復刺激療法、ロボット療法などで、それぞれ統計的に有意差が出て、有効だと言われています。

しかし脳卒中による麻痺は、「中枢性麻痺」と言われ、筋力が向上したり、動きが多少良くなっても、生活の役に立つようにはならないのです。これが一番の問題です。麻痺を治そうとする治療がなぜダメなのかということですが、麻痺は簡単には役立つまで回復してくれません。

それだけでなく、麻痺肢の筋活動は少ないので、いくら長時間訓練しても、全身の運動量としては不足します。つまり全身としての運動不足病、後で述べる「廃用症候群」が進んでしまうのです。また健側（非麻痺側）の強化を行う時間が少なくなることで、健側が強くならないため、トイレ動作や歩行などの回復が遅れるのです。

理由2　健側肢の強化が無視されている

前項の「麻痺の治療」と関連しますが、移乗（ベッドや車椅子に乗り移ること）、トイレ動作、歩行などは、健側下肢を強くすることにより簡単に回復します。悪いところでなく、悪くないところを活用する。これを専門用語で「残存機能の活用」と言いますが、これがリハビリ治療の原理なのです。

健側下肢を強くする方法として、最も簡単で有効なのは、「起立‐着席運動」です。ですから私どもの病院では、2時間前後かけて起立‐着席運動を1日400〜600回行っています。

また起立‐着席運動を行っていると、麻痺側の下肢にも筋活動が得られ、わざわざ麻痺の治療をしなくても麻痺が回復してくるのです（94ページ図2‐7参照）。

逆に麻痺の治療に専念していると、麻痺が回復しないだけでなく、健側がだんだん弱くなり、両側の片麻痺のような状態になります。実は、このように不十分なリハビリにより、半身不随の片麻痺から両側の片麻痺（四肢麻痺）になった方は非常に多くおられます。医師も療法士も看護師も、「麻痺肢だけ」に注意を払い、治療しようとします。その結果、健側に急速に廃用が起こってしまうのです。

先の46例で歩行の回復が悪かった最大の理由は、健側を治療しなかったことにあります。健側を訓練することは、健側ですから筋活動が十分に起こることになり、全身運動になります。これが廃用症候群からの脱却になり、体力と気力の回復をもたらし、歩行だけでなく、嚥下や呼吸の改善をもたらしたと考えています。

療法士が行う訓練の中でも、立位保持訓練（身体を縛って斜面台に立たせる訓練）、座位耐性訓練など、患者自身が動かない訓練は効果がありません（91ページ図2－6参照）。理由は今まで述べたことからおわかりでしょう。患者さん自身による筋活動が少ないからです。

皆さんの中には、リハビリと聞いて「つらい、大変」とイメージする人が多いのではないでしょうか。それは、悪いところを無理して治そうとするからです。悪くない健康な部分を動かすリハビリを行うと、非常にやりやすくなり、効果を上げることができるのです。

▦理由3　下肢の強化が重視されていない

最近のリハビリ・プログラムでは、下肢を治療するPT（理学療法士）、上肢を治療するOT（作業療法士）、言語・嚥下を治療するST（言語聴覚士）に分断され、PT、OT、STの3つを行うのが「総合的リハビリ」と考えられており、PT、OT、STに同じ時間の治療を割り当てる専門家が増えています。中には、言語障害や嚥下障害がないか、極めて軽いのに言語療法を処方された例もあります。

またPT、OT、STの各専門職とも、「我が職種こそ最も貢献する」と主張し、できるだけ長時間のプログラムを確保することを要求します。そんな争いは避けるべきと、最初から平等に1：1：1にすることもあるようです。リハビリ専門医は、見識を持って最大効果を上げるように時間配分し、リハビリ処方を書くべきです。

日常生活動作（ＡＤＬ）は10項目からなることはすでに述べましたが、このうち主に下肢機能・脚力に依存しているＡＤＬが、移乗、トイレ、入浴、更衣、歩行、階段の６項目あります。上肢によるＡＤＬは食事と整容動作だけです。このことから、下肢を強化することがＡＤＬ回復の近道である、あるいはＡＤＬを早く改善するためにはまず下肢を強化すべきことは明らかです。それなのにＰＴ、ＯＴ、ＳＴに同じ時間の治療をさせていたのでは、下肢強化の時間が相対的に少なくなり、治療成績が悪くなってしまいます。

私たちが起立‐着席運動を重視しているのは、主に健側下肢を強化して移乗や歩行が早く回復できるだけでなく、麻痺側下肢も効率的に強化するからです（94ページ図２－７参照）。健側と麻痺側の両側が強くなってＡＤＬを早く回復するのです。

先に紹介した46例の中で、前の病院で起立‐着席運動を受けた患者さんはいませんでした。あるいは受けたと言っても１日10～20回だけでした。これがリハビリ効果を不十分にした最大の理由と思っています。

理由４　リハビリ治療を行うのは療法士だけという思い込み

現在のリハビリ医療では、理学療法士（ＰＴ）、作業療法士（ＯＴ）、言語聴覚士（Ｓ

T）といった国家資格を有する療法士（セラピスト）が重要な担い手となっています。リハビリ治療は、医療保険（社会健康保険、国民健康保険、高齢者医療保険、生活保護）などによって行われ、療法士が行ったリハビリに限って点数化され、病院の収入になっています。

その流れから、リハビリは療法士が行うものという考え方が医療機関の中にあり、リハビリの治療量は療法士の治療時間で計測されています。

一方、患者さんのほうでも「リハビリは病院で受けるもの」「療法士に指示されたことだけをやればよい」という考え方に陥りがちです。

ところが、急性期病院でのリハビリはせいぜい1日30分程度です。回復期リハビリ病院でも、療法士によるリハビリ治療は1日のうち60～120分でしょう。

それ以外の時間は、「動くと転倒するからベッドから出ないように」と強く指導されています。これは、療法士の少ない急性期病院だけに限らず、療法士がたくさんいるリハビリ専門病院でも、最近目立つ傾向です。

30～40年前は、看護師がリハビリに熱心でした。療法士がいなかったこともあるでしょうが、とにかく熱心で、ベッドから離れることを勧めていました。看護師や家族と一緒に起立－着席運動を実行し、十分な成績を上げることができていました。しかし最近は「リハビリはＰＴとＯＴの仕事」と割り切り、「転ぶと骨折をするので寝ていなさい」と指導する病院がほとんどです。

なぜ、病院は転倒を予防するため、患者に臥床を強く勧めるようになったのでしょうか。その背景には、医療訴訟が増えているという事情があります。そして訴えられれば病院が負けるため、お金目当てに訴える人が増えているのです。医療訴訟は、病院から見ると、時間もかかり、厄介な問題で、それを避けるため、「ベッドから出ないで寝ておきなさい」となるのです。病院全体で患者を臥床させるようになっています。

またリハビリ専門医でさえ、リハビリ治療の実施は療法士に任せきりのところが多いようです。そのため手脚を伸ばしたり揉んだり、マッサージに似た治療が多くされています。このことは、転院してきた患者さんに「どんなリハビリを受けていましたか？」と聞くと、「マッサージのようなリハビリでした」という答えが多いことからも言えます。これは療法士にぜひ知っておいてほしいことです。

リハビリ治療量を多くするためには、療法士が一対一で治療する時間に加え、患者さんが自分で運動する「自主訓練」の時間を増やすよう指導してほしいものです。マッサージまがいのリハビリでは、筋活動が不足するので効果が上がりません。運動の絶対量が不足してしまいます。

患者さんが自主的に行う「自動運動」の時間を増やし、1日数時間は運動できるようにしてほしいと思います。

では、リハビリの治療量はいくら必要でしょうか。例えば米国の老人医療の分野では、1日3時間リハビリの時間が必要と考えられています。

私が恩師と仰いでいるハーシュバーグ教授（カルフォルニア大学アーバイン校）は、1960年頃にサンフランシスコ郊外の病院に赴任した時、理学療法士、作業療法士は1人もおらず、看護師も少なく、患者だけが多い地域だったと回想しておられます。そうした環境で、患者さん自身が身体を動かす自主訓練や集団訓練を考案されてきました。

私がリハビリを始めた1970年頃、日本にもPTやOTはほとんどいませんでしたので、ハーシュバーグ教授の理念に深い共感を覚えました。

当院では現在でも、療法士が行う一対一のリハビリの他に、自主訓練を重んじています。リハビリ治療時間も、自主訓練を含めて午前・午後2時間ずつ、計4時間が平均的治療時間です。

1日24時間のうち、少なくとも2～3時間は、額に汗する運動を行うべきではないでしょうか。

理由5　急性期病院でリハビリが不足している

実は、この理由5が、我が国のリハビリ不足の最大の問題かもしれません。日本には昔から「安静第一」が浸透しています。普段、健康な人でも、風邪などを引くと、まず安静を心がけます。「回復にはそれが一番」と長く信じられてきました。ましてや高齢者が、脳卒中や骨折など大きな疾患になると、本人も家族も「安静にして治るのを待つ」姿勢になりがちです。そんな時にリハビリと言われても、「まだ早いのでは？」とピンと来ない人が多いでしょう。

しかし、基本的に「安静は害」なのです。このことは医療に携わる者なら誰でも知っているはずです。理由は、後から述べる「廃用症候群」です。和歌山県立医科大学リハビリ科の田島文博教授が「安静はアヘンである。一時的には快いが、心身をむしばむ」とおっしゃっているのは至言だと思います。安静を避ける「早期離床」は、脳卒中や骨折のようにリハビリの必要性の高い疾患だけでなく、外科手術を受けた患者さん、肺炎、心臓病、腰痛、胃腸病など、すべての患者さんに共通した原則なのです。

個人的体験ですが、２０１６年５月に私は胃がんのため２／３胃摘出術を受けました。手術の前、ＪＣＨＯ九州病院の主治医・難波江俊永先生から「胃がんの手術では、手術前後のリハビリが一番重要です」と３回も説明がありました。私は外科治療の変化に驚き、感動しました。手術の翌朝には「さあ、今日からリハビリをしっかりやってください。元気になるにはリハビリが一番大切です」と言って、1日4回も理学療法士の方が来てくださいました。まだ手術創は痛かったけれど、起立－着席運動を10回、20回、30回と、1セットごとに増やしていき、1週目に歩いて退院し、そのまま仕事に復帰しました。

一般病院・急性期病院でのリハビリ不足は深刻

このように、リハビリが一般診療の中に普及している点は瞠目すべきですが、まだ広く普及しているとは言えません。

急性期病院でのリハビリがいかに不足しているか、それを大腿骨頸部骨折で示しましょう。この病気では、急性期病院で手術を行い、術後のリハビリを受け、その後はできるだけ早い時期に回復期リハビリ病院へ転院するとなっています。

ところが回復期リハビリ病院へ転院した時には、下肢筋力が相当弱っているのです。

骨折前に屋外歩行が自立して元気であった34例を対象に、非骨折側の膝伸筋力を調べました。急性期病院で手術を受けた後、9～37日間手術後のリハビリを受け、その後、当院(回復期リハビリ病院)へ転院された時に、非骨折側の下肢筋力を見るために膝伸筋力を測定し、その値を健常者と比較して％で表しました。

図1－3に示すように、健常者と同じ100％以上の方が3名いましたが、中には20％まで下がっている方もあり、大半は40～70％になっていました。しかも20日、25日、30日、35日と、日が経つにつれて低下していく傾向が見られました。そして25日以降は40％以下が多くなっていました。これは、急性期病院で手術後に積極的にリハビリを受けているはずなのに、リハビリが不十分であることを意味していると言えるでしょう。

次に、脳卒中片麻痺で、健側の膝伸筋力を見てみます。

麻痺は重度ですが、意識ははっきりしてリハビリができていた42例を対象に調査しました。それぞれ急性期病院に10～65日間入院した後、回復期リハビリ病院である当院へ転院してこられました。

10～20日に転院してきた方たちの膝伸筋力は健常者の10～50％に、20日を過ぎれば10～30％になっていました。もちろん急性期病院でもリハビリが行われています。しかしこのデータを見ると、急性期病院でのリハビリが非常に不十分であることがおわかりいただけると思います（図1－4）。

脳卒中急性期で安静が必要なのは、意識さえあれば発症後1～3日程度でよく、その後

図1−3　大腿骨頸部骨折での非骨折側膝伸筋力の低下

骨折前に屋外歩行自立であった34例で調査。急性期病院に21〜28日間入院して、
非骨折側膝伸筋力が40〜50%に低下していることに注目。

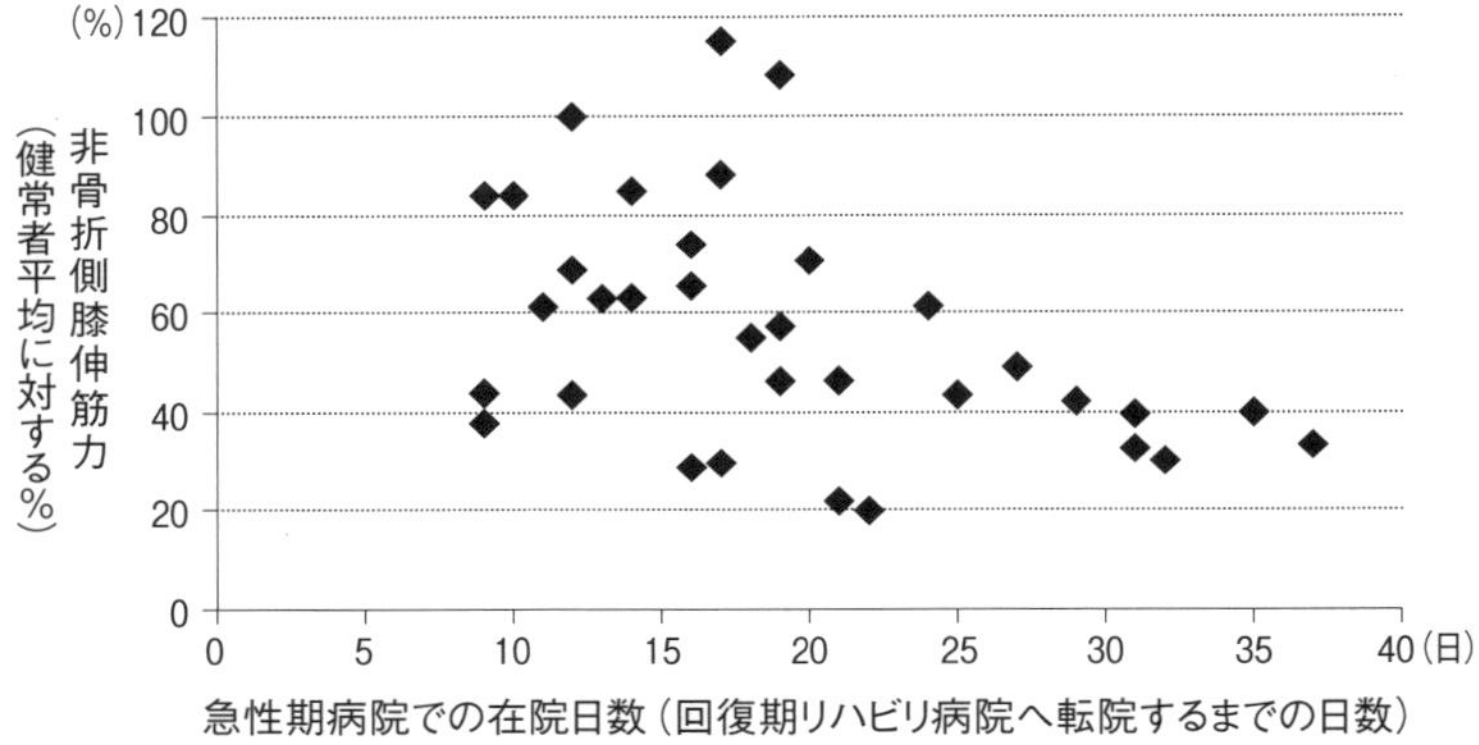

図1−4　脳卒中片麻痺での健側膝伸筋力の低下

42例で調査。急性期病院に10〜20日間入院して、
健側膝伸筋力が30〜40%に低下していることに注目。

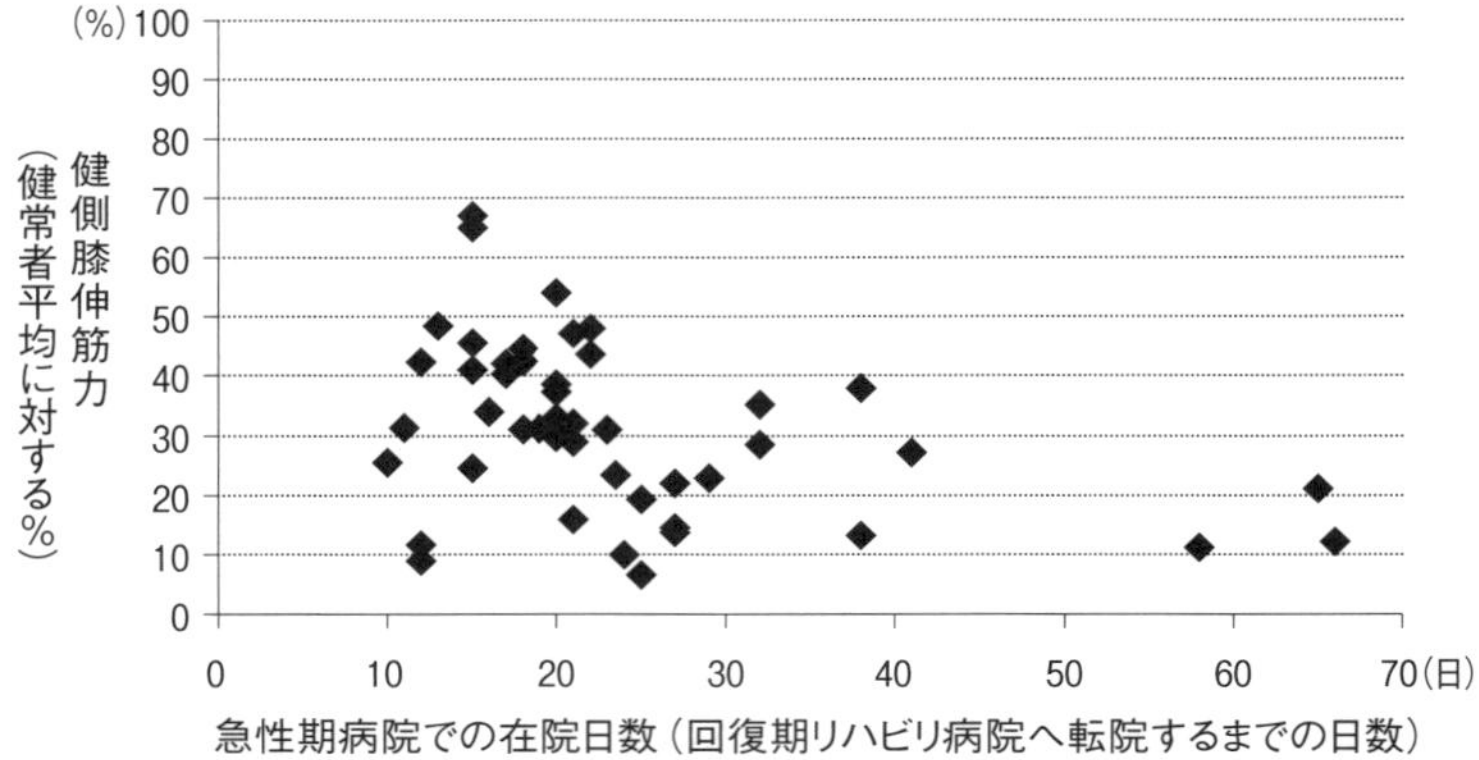

はリハビリを早く始めることが大切です。リハビリが遅れれば遅れるほど、安静が長引けば長引くほど、筋力やその他の身体の機能は低下して、回復が悪くなります。現実には、半身不随の片麻痺だけでなく、非麻痺側も弱くなり、両側片麻痺と同じ状態になっているということの現実を考えていただきたいと思います。

それにもかかわらず、急性期病院では廃用の予防策が十分に取られていません。500〜600床の基幹病院でさえ、療法士の人数は20〜30人のところが多いのです。これは1人の療法士に対する患者数が20〜30人になります。これでは脳卒中や骨折のリハビリに追われ、しかも1日30分程度のリハビリになるのはやむを得ないでしょう。そんな時に頼みとなる看護師も、最近では「ベッドから出てはいけません」と指導している病院が多いことはすでに述べた通りです。

急性期医療にリハビリが活用されていない背景には、急性期病院の療法士の数が少ないという物理的な問題もありますが、最大の理由は、急性期医療に携わる医師や看護師の意識の中に、リハビリの重要性が十分に認識されていないことにあると思われます。急性期では生命の救済が第一であり、そのために安静が勧められ、救命処置が優先される——つまり「リハビリどころではない」という考えです。しかしこれでは廃用症候群は必発です。

何よりも、急性期医療の担い手である医師や看護師にリハビリの重要性を認識していただきたいと願っております。

政府のせいや医療制度の欠陥のためと言ってはなりません。その気になれば、療法士が少なくても、医師が先頭に立って、家族や看護師とともにできるリハビリはあるのです。それが起立－着席運動です。

症例1　急性期病院で肺炎がきっかけで起こされた廃用症候群

Tさん　75歳　男性

Tさんは43歳の時に結核性胸膜炎になりましたが、元気になり、事務職を定年まで勤めました。歩行に不自由はなく、日常生活には支障がありませんでした。しかし加齢とともに少しずつ呼吸機能が衰え、74歳からは在宅酸素療法を受けるようになりました。

その翌年の75歳の時の7月1日、肺炎を起こして基幹病院へ入院。2日後に肺炎が悪化して、気管内挿管と人工呼吸を受けるほど重篤な状態になりました。

食事を口から食べることが禁じられ、鼻からチューブを入れて胃に流し込む経鼻胃管栄養がされました。それでも状態は回復せず、7月22日には気管切開がされ、人工呼吸器につながれました。幸い肺炎は良くなり、8月10日に人工呼吸器を外され、8月21日に当院へ転院してこられました。

図1－5　Tさんの胸部X線写真

右肺の上半分に肺炎が残っている。

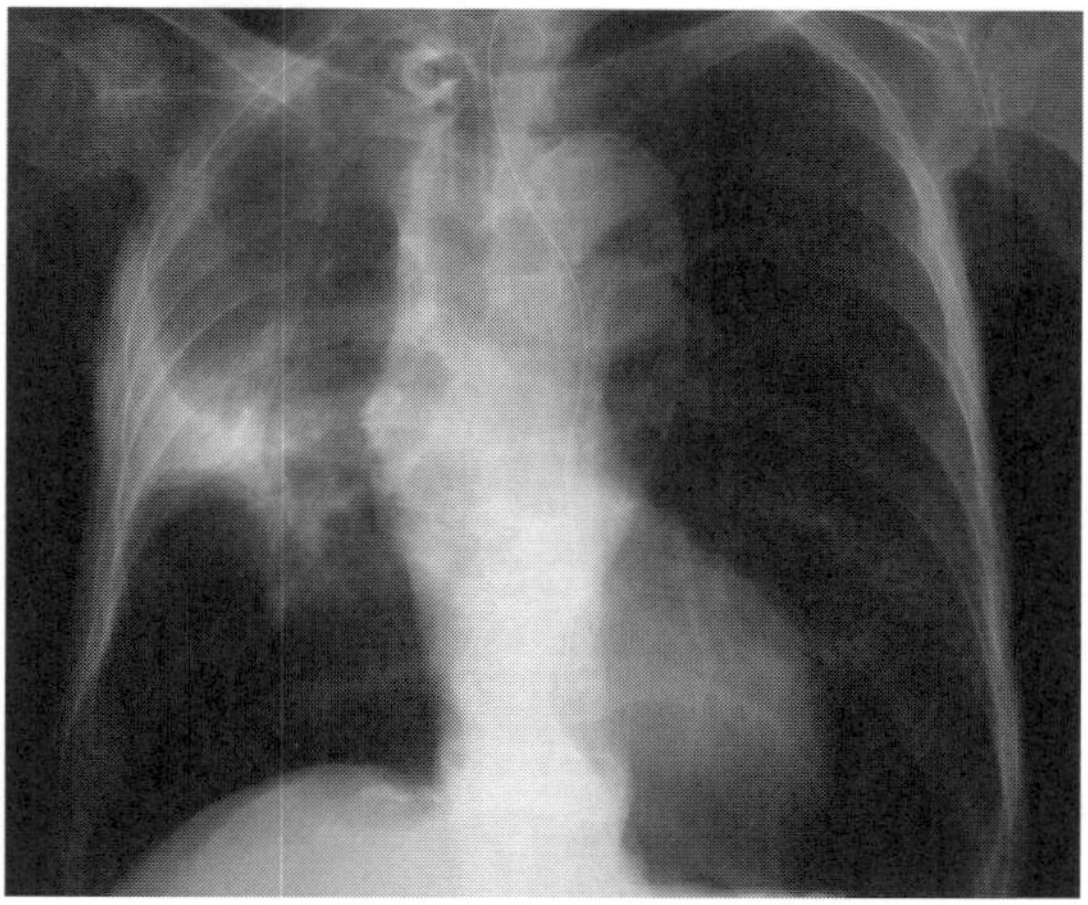

つまり肺炎になって52日目に転院してこられたのですが、それまで全くリハビリはなく（リハビリどころではなかったということなのでしょう）、完全に寝たきりの状態になっていました。

当院へ入院した時、Tさんは身長160cm、体重33kgと非常に痩せており、体温37・3度で上昇、呼吸数24／分で多呼吸、4L／分の酸素吸入がされていました。胸部X線写真では右上葉に広範な肺炎像があり（図1－5）、まだ肺炎が残っている状態でした。気管切開され発声不能で、経鼻胃管で栄養をとり、膀胱にはカテーテルが留置されていました。

診察を行ったところ、筋力低下が著明で、5段階法で上肢3／5、下肢2／5、体幹2／5でしたが、感覚や腱反射（神経傷害を見る検査）は正常で、筋力低下は運動不足によるものと考えられました。寝返りもできず、起こして座らせてもバランスは不良でした。ADLは、食事、整容、移乗、トイレ動作、入浴、歩行、階段、更衣、尿意、便意はすべて不可能で、100点満点で0点でした。

私どもは、こういう肺炎がまだある状態で、4L／分の酸素吸入を行いながらリハビリを行ったのです。次章で述べる起立－着席運動です。

もちろん自分1人では立てないので、シートの高い椅子に座ってもらい、介助しながら行いました。最初のうちは運動がきつく、1日50回の起立－着席運動がやっとでした。それを辛抱強く行っているうちに、当院に来てから14日目には1日に100〜150回できるようになり、18日目には寝返りができるようになりました。徐々に足腰の筋力がつき、23日目に尿意が出て膀胱カテーテルを抜くことができ、31日目には移乗動作ができるようになり、60日後には監視を要しましたが、歩行が可能になったのです。

日常生活動作は、移乗、トイレ動作、尿意、便意が自立になり、100点満点で55点になりました。しかし残念ながら、それ以上の回復はなく、105日目（12月3日）に介護老人保健施設へ退院されました。

Tさんは、肺炎になって、急性期病院に入院した52日間も、ベッドでじっとしたまま過ごしていました。いわば「寝かせきり」になっていたのです。そのため、廃用症候群が起こり、肺炎前に不自由のない状態から介助を要する「寝たきり」状態になりました。

前の病院では、病状が重篤であったことから、安静第一の対応を取ったものと思われますが、私には、52日間の安静は長すぎたと思っています。現に、私どもの病院では、まだ肺炎は起こっていましたが、リハビリは十分可能でした。肺炎とリハビリの関係については、本章の「廃用症候群」でも説明します（60ページ）。

症例2　急性期病院で心筋梗塞がきっかけで廃用症候群に

Kさん　72歳　男性

59歳の時に多発性硬化症という稀な神経疾患になり、脊髄の頸部と胸髄に病変が起こりました。両手麻痺と両脚麻痺を起こし、筋力は5段階法で上肢は両側とも4／5、下肢は両側とも2／5になっていました。ＡＤＬは１００点満点で65点、移乗は自立して可能で、歩行は監視下で可能、入浴、歩行、階段に減点がありましたが、妻の介護のもとに自宅で生活できていました。

この方が3月9日に心筋梗塞になり、地域の基幹病院へ入院しました。左冠動脈⑥にステントを留置されましたが、心筋梗塞は軽症でした。早期よりリハビリは可能であったはずですが、実際は2週後から作業療法が始まったとのことです。作業療法士は通常上肢のリハビリを行う職種です。本来であればKさんには下肢のリハビリを行う理学療法が必要であったのですが、作業療法士しかいなかったのでしょう。あるいは作業療法士に下肢のリハビリをさせることもできたはずですが、されませんでした。

心筋梗塞を起こす前は、移乗動作は自立し、歩行も監視下でできていたのに、臥床が長く続き、27日目の4月4日にリハビリ病院へ転院しました。そこでは、4ヶ月間下肢の筋力強化をしましたが、十分に回復せず、結局、歩くことも移乗もできるようになりませんでした。

その後、8月3日に当院へ転院してこられましたが、その時の筋力は右上肢3／5、左上肢4／5、下肢筋力は両側とも0／5になっており、ADLは40点でした。

起立‐着席運動を行い、下肢筋力は2／5に改善、膝伸筋力は右で3kgから16kg、左で1kgから8kg（同一年齢男性健常者の平均は90kg）になりましたが、移乗動作がやや改善しただけで、ADLは100点満点で45点になっただけでした。自宅へ退院することが不可能で、9月6日に施設へ入所されました。

心筋梗塞は軽症であったので、早期からリハビリを行うことは可能であったはずです。

それを行っていたなら、下肢の筋力を維持でき、心筋梗塞発病前と同じレベルの生活動作を回復できていたに違いありません。

最新の施設を誇る病院で心筋梗塞の治療は成功したのですが、直後からのリハビリが不足して歩けなくなり、ＱＯＬ（Quality Of Life＝生活の質）が低下していった例です。この方も「寝かせきり」でありました。

肺炎のＴさん、心筋梗塞のＫさんというありふれた病気から寝たきりになる例を提示しましたが、このような例は非常に多いのです。急性期医療でのリハビリの重要性を理解していただきたいと強く思います。

我が国では、急性期病院で廃用症候群がつくられ、次に回復期リハビリ病院で不十分なリハビリを受け、歩行不能者が多くなっているのです。

それでも麻痺治療中心のリハビリはなくならない

２０１０年に「麻痺治療中心のリハビリは回復を不十分にする」という論文を書きましたが、その後も、この傾向はなかなか直りません。２０１３年に次の症例に出会いました。

症例3　18ヶ月間歩行不能から健側下肢強化で歩けるようになった右片麻痺の例

Eさん　51歳　女性

49歳の時、くも膜下出血のために意識を消失してA病院に入院し、動脈瘤クリッピング（首根っこをくくる手術）を受けました。しかし意識は戻らないため、第3病日に、脳の腫れを改善する減圧開頭術、呼吸を助ける気管切開がされました。それでも意識障害が続くため、第49病日に「脳室−腹腔シャント術」が行われ、その結果、意識が清明になりました。しかし右手と右脚の完全麻痺という障害を残し、身動きできない状態でした。

第110病日に回復期リハビリ病院へ転院し、本格的なリハビリ治療を受けることになりました。そこにはリハビリ専門医もおり、1日3単位（60分）のリハビリを受けました。内容は右の下肢に長下肢装具を、左の下肢に短下肢装具をつけて歩く訓練や、麻痺の回復術を主体としたリハビリだったということです。

こうしたリハビリを113日間受けましたが、患者さんは歩けるようになりませんでした。発病から241日目には介護老人保健施設に移り、そこではリハビリ治療が減ってしまい、患者さんは仕方なく、車椅子に座った生活をしていました。それでもADLは40点に改善したとのことです。6ヶ月が経って介護老人保健施設を出なくてはならない時が来て、当院へ転院してきました。発病から556日（18・5ヶ月以上）経っていました。入院時の状態は、失語と右片麻痺があり、上肢と下肢が完全に麻痺していて、さらに健側（非麻痺側）の左下肢の筋力が著しく弱くなっていました。膝を伸ばす膝伸筋力を測定したところ、右0kg、左19kgでした。50代前半女性の健常者平均は70kgですから、健側の膝伸筋力は健常者の27％に過ぎません。

さらに大きな問題は、各関節に生じていた拘縮でした（図1－6）。右股関節の外転がマイナス10度で股を外に広げることができず、両脚を交叉して立つ姿勢になり不安定でした。両側の膝も伸びなくなっており、右マイナス35度、左マイナス25度、足関節の背屈は右マイナス25度、左マイナス15度で、かかとを床面に接することができませんでした。両肩にも制限があり、前挙は右90度、左90度でした。

これに対し、失語、肩拘縮、アキレス腱拘縮などに目をつむり、ひたすら非麻痺側の左下肢に集中して徹底的に強化することにし、1日500～600回の起立－着席運動を行いました。患者さんも素直にプログラムを受け入れてくれました。拘縮の治療であるストレッチは痛みを与えるので行いませんでした。

その結果、患者さんの筋力はみるみる強くなり、2ヶ月後には左膝の筋力が49kgと健常者の70％にまで回復。右膝の伸筋力も4kgになり、右側に長下肢装具をつけて歩けるよう

図1-6　Eさんの転院時の状態

Eさんは、転院時に立位不能であり、
両肩前挙、右股外転、両膝伸展、両足背屈が高度に制限されていた。

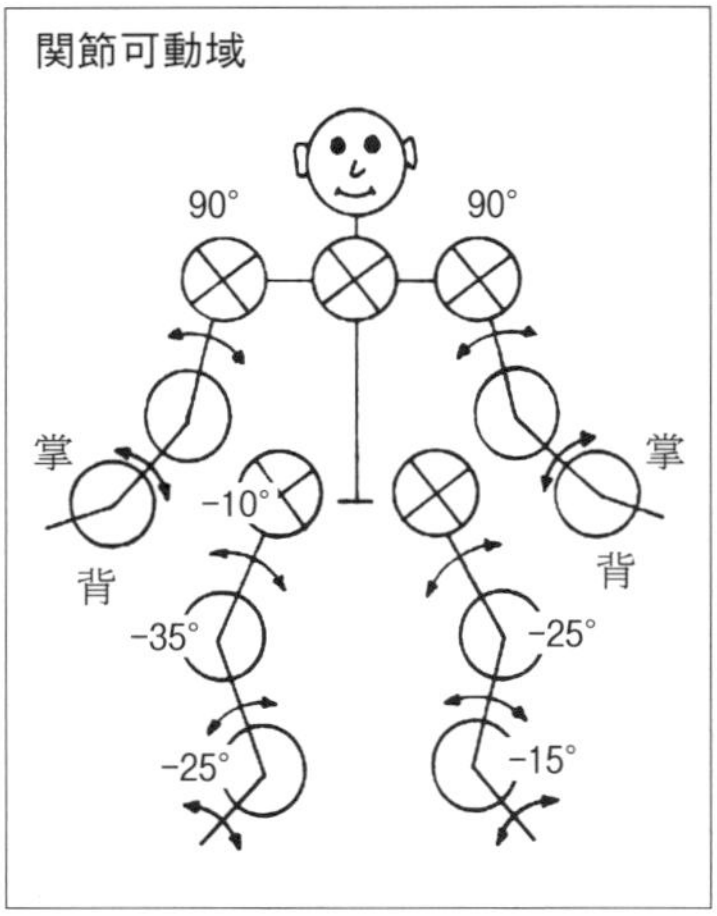

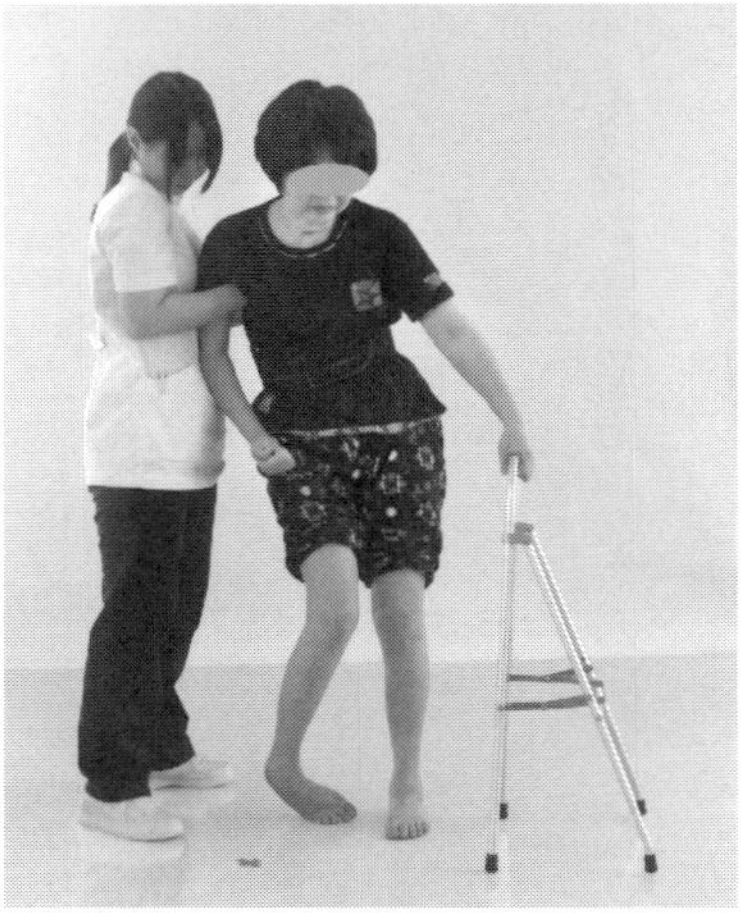

図1-7　Eさんのリハビリ後の状態

Eさんは、当院でのリハビリ後に
歩けるようになった。

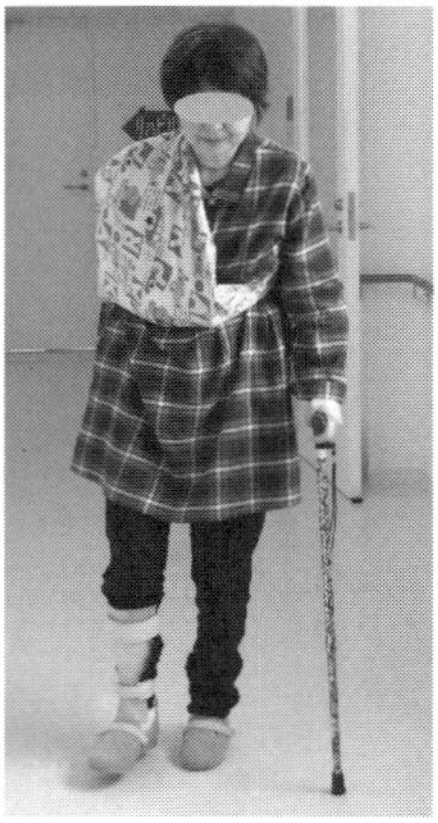

になったのです。曲がっていた膝も起立ｰ着席運動でかなり伸びるようになりました。

しかし長下肢装具で歩けるようなったと言っても、トイレ動作を自分だけでできる状態ではなく、夫と2人の学齢期の娘さんのいる自宅に退院することはできません。そこで福岡市の長尾病院リハビリ科の浅山滉先生に依頼し、右のアキレス腱と右股内転筋を伸ばす手術をしていただきました。

手術後に再び起立ｰ着席運動を続け、歩く訓練を行いました。その結果、左膝の伸筋力は53kg、右膝の伸筋力は5kgまで強くなり、短い装具と杖で歩けるようになり（図1－7）、ADLは95点まで上がりました（入浴動作だけは減点）。短い装具で歩けるようになれば、トイレも自分でできるようになります。ついに自宅に退院することができました。発病後から760日目でした。

この例は、専門的リハビリを受けながら、なぜ十分に回復しなかったのでしょうか。今までの復習になりますが、私の意見を述べますと、①効果のない麻痺回復術や歩行訓練が主に行われたため、健側と麻痺側の下肢筋力強化が不十分になったことです。歩行訓練は起立ｰ着席運動に比較して下肢筋力強化作用が小さいのです（91ページ図2－6・94ページ図2－7参照）。②1日3単位のリハビリを、PT、OT、STに20分ずつ均等に分配したため、ＰＴの治療時間が20分になって不足していたこと、③セラピストによる１日60分のリハビリ以外の時間帯をじっとベッドに寝ていたそうですが、自主訓練などでリハビリの時間を増やすべきであったこと、と思われます。

現在でも、こういうリハビリを受け、十分回復しない例がたくさんあるのです。

諸悪の根源は廃用症候群

30～40ページにリハビリが不十分になっている理由を５つ挙げました。この５つに共通しているのが「廃用症候群」です。

急性期病院での医療にリハビリが不足していること、回復期リハビリ病院でさえリハビリが不足していること、リハビリが不足したり遅れたりすると全身の回復が悪くなること、その理由は、一言で言うなら「運動不足病（廃用症候群）」が生じているからです。

長く安静を取って臥床していると、運動不足病になります。「長く」とは数週間のことではありません、数日のことです。

これは単に筋力が低下するだけでなく、全身に悪影響を及ぼす病的状態です。米国では１９４０年頃から注目されていましたが、「廃用症候群（disuse syndrome)」と名付け

2　体力低下

安静が長引くと体力が低下します。「体力」とは漠然とした表現ですが、要するに「元気を回復する力」と言えましょう。全体の印象が病的で精気がなく、表情にも元気がなくなります。原因疾患が肺炎であれ、心不全であれ、外科手術であれ、長期臥床患者に共通するのは、「慢性疾患状態」と表現されるこの全身衰弱です。呼吸機能や心機能の低下、消化器の機能低下などを伴っていることもあるのでしょうが、それとは無関係に、活気のない状態と言えます。

これは高齢者で特に生じやすいということも付記しておきます。

元気がない、全身倦怠を訴える、何か重篤な病気があるのではないかといろいろ検査をしても何もない。こういう例は意外に多いものです。そういう時、廃用症候群も一つの可能性に入れてください。

3　気力低下・認知症

安静が長引くと、精神的な溌剌さが消えてしまい、心理的に衰弱した状態になります。何に対しても興味や関心が薄れ、積極性がなくなり、依存心も強くなります。忍耐力も低下しがちで、怒りっぽくなることも少なくありません。回復しようという気力も失せ、積極的にリハビリを受けようとする意欲がなくなってしまいます。

認知症が出てくることも稀ではありません。特に高齢者では、「せん妄」と言って、入院した日から幻覚などが出てくることもあります。これは認知症とは違い、適切な治療を行うと元に戻りますが、認知症の先駆けになることも少なくありません。

脳は日々、筋肉の動きや、視覚、聴覚から刺激を受け、情報を処理することで活性化されています。筋肉を収縮すると、それに伴う筋紡錘という小さな器官が活動して脳を賦活することは、古くから知られていました。筋活動の刺激が減ると脳の活力も低下します。臥床が続くと、「うつ状態」「うつ病」になることもあります。しばしば抗うつ剤が投与されますが、かえって眠気が出て、良い結果にならないことがあります。

4　深部静脈血栓症

廃用症候群の一つに、深部静脈血栓症があります。ある一定以上の長い時間、不動の状態でいることで、下肢静脈に血栓ができる疾患です。それが肺に流れて「肺塞栓症」を起こすと、急死することもあります。

長い手術で生じることがありますし、飛行機旅行でもしばしば起こります。最近では、新潟震災、東日本大震災、長野地震、熊本地震の時、自家用車に避難して宿泊し、肺塞栓症で亡くなられた方の記事が報道されました。

ＷＨＯ（世界保健機構）の調査によれば、全く健康な人でも４時間以上の飛行機旅行で起こす可能性があるそうです。特にエコノミークラスの座席は狭く、体動が制限されるために起こりやすく、「エコノミークラス症候群」と言われました。しかしエコノミークラスだけで起こるのではないので、「長時間飛行症候群（long flight syndrome)」、さらに最近では「旅行者に伴う深部静脈血栓症」と称されるようになりました。発症の頻度は、搭乗時間が長くなればなるほど高まります。健康な人でも６０００人に１人の割合で発症すると言われています。

深部静脈血栓症は欧米人に多く、そのため「早期離床」が昔から強調されてきました。しかし日本人には少なく、欧米ほど早期離床が強調されず、「安静が大切」というのが伝統になった傾向があります。しかし最近は、欧米人ほどではないにしても、増えています。エコー検査やd-dimer検査の発達で、発見率が高まったためもあります。私たちの病院でも、この病気を発見して治療しますが、重度で急性期病院へ送ることが2～3年間に1例くらいあります。しかし肺塞栓症で急死された方は、33年間に1例もありません。

起立‐着席運動は、効率的に下肢筋を活動させるので、この病気を予防できるのです。

5　肺炎

安静にしていると、肺炎になる頻度が増えるので、廃用症候群の一つと言ってよいでしょう。食べ物が肺に入り込んで起こす肺炎を誤嚥性肺炎と言い、高齢者の肺炎の6割以上を占めているとも言われます。あるいは体力低下による免疫機能の低下によって生じることもあるでしょう。

高齢者の肺炎で最も困るのは、抗生物質で肺炎は良くなっても、寝たきりになる患者さんが非常に多いことです。

この問題を解決するため、私の病院では数十年前から、肺炎の急性期から安静を避け、熱があっても呼吸苦がなければ、初日より起立‐着席運動を行ってきました。すると、肺炎患者のほとんどで、急性期より実行可能だったのです。しかも肺炎がかえって早く良くなる傾向があり、寝たきりが予防できたのです。呼吸器学会のガイドラインでは、肺炎が起こったら安静や保温が勧められ、安静にする医療機関がほとんどですが、私たちは逆のことをしてきたのです。

過去10年間に経験した肺炎325例について調査し、『日本医事新報2009年』に発表したデータをもとに述べます。

年齢は、平均78・6±10・5歳です。我々の施設は、脳卒中やパーキンソン病が多く、肺炎前の歩行レベルで見ると、自立歩行25％、監視下歩行15％、介助歩行15％、不能45％と、歩行不能で体力の低下した方が多い施設です。

肺炎の治療は、何と言っても抗生物質投与です。これは経験的に選択されたもので、セフェム系とペニシリン系が主でした。

抗生物質に加え、入院した日、あるいは翌日から起立‐着席運動をしました。まずベッドに座り、立って座る動作を1回した後に、臥床してもらいます。呼吸困難や動悸はないか、酸素飽和度が下がっていないかで、この運動が無理か否かを判断します。多くの場合、全く問題ありませんので、次に1分間に4～5回のスピードでゆっくりと立ち、座るを繰り返します。

そこでまた臥床し、無理か否かを判断します。次に2～3分間起立‐着席運動を続け、また臥床します。1分に4回の起立‐着席運動を3分行うのを1セットとし、1セットの起立‐着席を次第に増やしていきます。朝、昼、夕に行うと、1日50～60回起立‐着席運動ができます。中には低酸素血症があるため、酸素吸入をしながら行う例もありましたが、何ら苦痛なくできる例がほとんどでした。

肺炎前に自立歩行であった72例のうち、自立歩行を維持した方は65例（90％）、監視下歩行であった43例のうち、監視下歩行以上を維持したのは35例（81％）でした。

亡くなられた方は全体の11・7％で、30日以内に亡くなられた方は7・7％でした。今まで多くの研究者が肺炎の死亡率を報告しておられますが、7・7％というのは低いほうでした。

歩行能力を維持できた例が多かったこと、死亡率が低かったことから、肺炎の治療では安静よりも運動を行ったほうが良いと結論したのです。早く離床すると、痰の排出が容易になりますし、また体力が維持されるためではないかと思っています。

当院の回復期リハビリ病棟での肺炎発症率は1・3％です。これは全国平均が8％と言われていますので、かなり低い率でした。

起立－着席運動は、肺炎の治療と予防に役立っているように思います。そのメカニズムは不明ですが、私は体力の向上と排痰の促進が最大の理由だと思っています。

6　関節拘縮

関節拘縮とは、関節の可動域が低下することです。長時間、同じ姿勢でいることが原因で起こりますが、安静にしていると、1～2日でアキレス腱が短くなることがあります。本当に「あっという間の出来事」です。アキレス腱が短くなって高度の尖足になると、著しく歩行を障害します。

股関節や膝関節も伸びなくなりやすい関節ですし、肩、肘、手首、手指、それに気付きにくいですが、背骨、首なども硬くなることがあります。

起立‐着席運動は、下肢の各関節の動きを維持する効果のある訓練です。特別にストレッチを行う必要はありません。下肢のストレッチをする時間を節約して、効果の大きい起立‐着席運動を行うのが得策です。

上肢の肩、肘、手首、指には、別なメニューでストレッチをする必要があります。ただし、片麻痺には患者さん自身の健側手で行うことができます。セラピストは麻痺手の関節可動域訓練を行うのでなく、その時間に下肢の強化などを行うべきです。

7 排尿障害・便失禁

寝たままでは排尿しにくいもので、排尿後に膀胱内に尿が残り（残尿）、尿路感染も頻繁に起こってきます。発熱を起こすと、さらに安静を強いられて衰弱が重度化することが少なくありません。尿路感染症によって発熱すると、すぐに安静が指示されますが、この発熱には安静は必要ありません。通常の量の、あるいは心配の場合には少し量を減らした、起立‐着席運動ができるものです。

排尿障害の解決を希望される方は非常に多いです。入院される患者さんや家族に「一番望むことは何ですか?」と聞くと、大抵「少なくともトイレに1人で行けるようになってほしい」と答えられます。ですから、起立-着席運動を早期から行うことは非常に大切なのです。

高齢者の排尿障害は、原因がたくさんあり、障害も排尿困難、尿失禁、頻尿、夜間頻尿、残尿感などいろいろあります。

排尿困難の原因には、高齢に伴う排尿筋の活動低下、末梢神経病変、脊髄病変などによるものや、前立腺肥大のような尿道を狭くする病気などがあります。

排尿困難は、長期臥床した場合にも起こります。排尿筋の活動低下や末梢神経病変が軽度でも、長期臥床によって排尿困難を起こす場合があります。こういう場合には、起立-着席運動で改善することが多いです。また、ウブレチドという薬や、α1受容体遮断剤も有効です。

尿失禁は、本人の意思に関係なく尿が漏れる状態を言います。腹圧性尿失禁、切迫性尿失禁、混合性尿失禁、機能性尿失禁、溢流性尿失禁などに分けられていますが、最も多いのは「機能性尿失禁」と言われるもので、膀胱や尿道には異常がないのに、体が不自由なためにトイレにたどり着くことができずに失禁する状態です。

これはトイレに行けるようになりさえすれば良くなります。脳や脊髄に病気がなくても、寝たままオムツに排尿させていると、それだけで尿意がわからなくなり、本当に失禁するようになります。失禁すると、精神的なダメージが強く、うつ状態になりやすいのは当然のことでしょう。

「切迫性尿失禁」は、尿意があると我慢できないですぐに尿が漏れる失禁です。薬物としては抗コリン剤が有効です。

「溢流性尿失禁」は、排尿しようとしてもなかなか尿が出ないで、膀胱に貯まって残尿が増え、パンパンに張った状態から尿が漏れるという失禁です。これにはウブレチドやα1受容体遮断剤が有効です。

「頻尿」も重要な排尿障害の一つです。1日8回以上の排尿回数を言います。「夜間頻尿」は夜間2回以上のことを言います。抗コリン剤を用いますが、副作用が出ることもしばしばです。

こうした排尿障害は、膀胱炎や腎盂炎などの尿路感染症の原因になることがあります。膀胱のエコー検査は、残尿量を正確に測定できるので、排尿障害にはなくてはならない検査です。

便失禁は、無意識のうちに排便してしまう症状で、寝具や家具を汚してしまい、本人や介護者の精神的負担が大きいものです。尿失禁に比べて頻度は少ないものの、重い脳や脊髄の病気で起こります。

少なくとも排便は、オムツでさせることはぜひ避けてほしいことです。これも起立－着席運動によりトイレやポータブル便器に移乗できるようになれば、いつの間にか失禁自体も良くなることがほとんどです。腸の蠕動運動が回復して排便が順調になれば、便秘もなくなります。

8 褥瘡

いわゆる「床ずれ」のことで、身体の骨が突出している部位が長時間圧迫され、血流が途絶え、組織が壊死するために起こります。皮膚だけでなく、筋肉や骨まで達することもあります。

仰向けの場合は仙骨部とかかと、座っている場合は坐骨結節、横寝の場合は大腿骨転子部など、主に骨が出っ張っている部分に生じます。

治療は、圧迫除去と運動です。

不十分な看護によって生じることが多いですが、やむを得ないこともあります。起立－着席運動は、除圧効果がありますし、自ら体を動かし、寝返りができるようになることで、床ずれを予防する効果があります。

9　便秘・食欲低下

便秘や食欲不振は運動不足病で頻繁に生じる病気です。これから全身衰弱に進むこともあります。便秘には緩下剤を適切に使います。

食欲低下には、薬物でなく運動やレクリエーションが効果的です。衰弱だからと言って安静にしたり、点滴をしたりすると、かえって悪化してしまいます。点滴は安静を強制することになるので、できるだけ避け、最小限にしたほうがよいです。

10　起立性低血圧・心機能低下

寝た姿勢から急に体を起こすと血圧が急に下がることがありますが、これを「起立性低血圧」と言います。めまいを訴えたり、重症の場合には気を失ったりします。こういう時には徐々に起こす必要があります。つまり一旦起こして脈拍が弱くなると臥床させ、また起こして脈が弱くなると臥床させ、これを繰り返しながら脈拍が弱くならず、血圧が安定してくるまで繰り返すのです。

起立‐着席運動は、下肢の筋活動によって血管収縮が起こり、血圧低下を予防してくれます。

安静が長引くと、心機能が低下して、運動すると脈拍が速くなり、運動耐性が低くなります。心筋梗塞に早期リハビリが行われるようになったのは、リハビリが心機能を維持・改善することが明らかになったからです。

これら廃用症候群は、急性期病院に入院している間に起こることが最も多いです。特に、発病前にパーキンソン病、変形性膝関節症などで運動能力が低下していた方や、高齢者で運動不足状態にあった方は、内科疾患・外科疾患を問わず、寝たきりになりやすく、「寝たきり・ハイリスク」と呼ぶことができます。

リハビリ専門病院でも、リハビリの量が不足し、治療が不十分になって廃用症候群から脱却できていない状態の方が多いことはすでに述べました。

強調しておきたいことは、「廃用症候群は一旦起こったら、多くの場合、治すことが不可能だ」ということです。前に紹介した症例1（44ページ）、症例2（47ページ）を見てください。最もいけないのは、廃用症候群を起こしても、それに気付かないでいることでしょう。

先の2例とも、急性期病院の方は、「重かったからやむを得ない結果であった」と考えているか、全く気付かないでいるかでしょう。「たかが運動不足」と侮ってはいけないのです。たかが運動不足が命取りにもなるのです。少なくとも人生の質を奪ってしまいます。

リハビリ医の先輩で、廃用症候群のことを「イカ」に対する「スルメ」に例えた方がおられます。「廃用症候群を治すことは不可能だ。スルメを水に浸してイカの刺身を食おうとするようなものだ」という意味です。冗談が過ぎると怒らないでほしいのですが、本質を穿った見方だということができます。

なぜ日本の在院日数は長いか

在院日数とは、患者さんが入院して治療を受ける日数のことを言います。

世界の中で、日本は飛び抜けて日数が長い国です。２０１４年度のＯＥＣＤ（経済協力開発機構）のデータによると、急性期病院の平均在院日数は、ＯＥＣＤ各国の平均が６・６日であるのに対し、日本は17・９日と3倍近くにもなっています。

「そんなはずはない。統計の取り方が間違っているためだ」という批判もあります。統計には、さまざまな因子が関係しますから、比較するには注意深くなければなりません。しかし、私はＯＥＣＤの国際比較は事実だと感じています。

具体的に2つの疾患を例に挙げて、急性期病院と回復期リハビリ病院の入院期間を比較してみます。

2つの疾患での比較

外科疾患の代表である大腿骨頸部骨折は、高齢者に多い病気で、寝たきりになる原因疾患として1位に挙げられています。しかし欧米では骨折前より運動能力が低下するのを防ぐため、入院後24時間以内の手術が勧められ、手術後０～1日目から立位・歩行など強力にリハビリを行うよう勧められています。そして自宅へ退院するまでの治療日数は10日前後です。

一方日本では、早期手術は勧められるが、即日手術を行うのが有効だというエビデンスがないとされ、「手術はできるだけ早く、遅くとも7日以内に」とされていて、骨折後３～５日目に手術を受ける例が多いようです。

「リハビリについてはエビデンスが少ない」として余り評価されていません。そのためか、日本での治療日数は、急性期病院14～30日、回復期リハビリ病院40～90日で、計１００日前後になっています。このように欧米と日本では10倍近い差があるのです。

一方、内科疾患の代表である脳卒中では、欧米では急性期病院５～７日、回復期リハビリ病院20～30日前後です。これに対し日本は、急性期病院20～30日、回復期リハビリ病院60～１５０日となっており、大腿骨骨折ほどではないにしても、４～5倍の差があります。

欧米と日本の考え方の違い

在院日数が日本で長いことの原因ですが、医療保険制度の違いや、ナーシングホームなどの後方施設が充実していないことが大きな理由と考えられます。

また急性期病院における安静を重視する医療にも原因があるように思われます。このことはすでに述べました。

それ以外に入院に対する考え方が、欧米と日本とでは大きく違い、日本では一般的に「入院させておけば、医療スタッフが常時いて、適切な治療が受けられるから安心」と思われていますが、欧米では「病院は療養環境が良くない場所だから早く自宅またはナーシングホームへ退院したい」という認識の差もあります。

何よりも、「病院は生活をする場所ではない」という意識が欧米では強いようです。病気や怪我が落ち着いたら、「できるだけ早く、住みやすい場所に移りましょう」という考え方です。そのため、「入院日数はできるだけ短くし、自宅または住宅環境の整った施設へ早く移ることがよし」とされています。

しかし日本では「自宅に戻ると家族に世話をかける」と、長期入院を望むような考えが、特に高齢者に多く見られるように思います。

読者の皆さんは「日本ではていねいな治療がなされるので、入院期間が長い」と思っている方が多いかも知れません。

厚生労働省は、在院日数が長いのは、医療費を高めるので短くすることに熱心です。しかし私は、経済的なことよりも、入院が長引くことによる体力の低下や回復が悪くなることを最も心配しています。欧米では在院日数が短いために無意識に廃用症候群を予防できているのに対し、日本では入院が長いために廃用症候群で障害が重度になり、寝たきりが増えていることを心配しています。

病院は、安静を勧め、規則が厳しく、自由がなく、療養環境として適切でないこと、身体的、精神的にも健康に良いところでないこと、したがって長い入院は決して患者さんのためにならないことを痛感しております。

麻痺を治そうとすると社会復帰が遅くなる

朝日新聞に「患者を生きる」という欄があって、2015年3月、脳卒中片麻痺の方のいろいろな治療を受けた体験が4回にわたって詳しく報道されました。

52歳男性で生命保険会社に勤めている左片麻痺の方です。実は、この方は当院で治療を受けた方でした。手の麻痺は重く、発病して4週後の手指の動きはごくわずかで、こういう手が実用的に役立つまで回復する可能性は1％以下です。私なら、「左手の回復は諦めて、利き手の右手が健常なので、それを使って1日も早い社会復帰を考えましょう」と言いたいところです。しかしこの方は「どうせなら、前例がないくらい回復してやろう」と、気持ちを奮い立たせたそうです。

男性は48歳の時の2010年12月3日に脳出血（頭痛が主な症状）でK病院へ入院、3日後に脳梗塞を起こして左片麻痺になりました。急性期の検査と治療を終え、12月22日に当院へ転院。右放線冠に2～3㎝の比較的小さな病変がありましたが、麻痺は重度でした。歩行には介助を要する状態で、左手は完全麻痺でした。起立－着席運動を主に行い、1ヶ月後には歩行が自立しました。

しかし左手麻痺の回復は遅れ、A大学リハビリテーション科で手の麻痺回復術が行われているという情報を得て転院を希望されました。紹介状を書き、1月20日転院されましたが、その後の消息はわかっていませんでした。

朝日新聞によると、8ヶ月A大学で治療を受け、回復が十分でなかったのでしょう。紹介状を持って、B大学へ転院されたと書いてありました。

B大学では、脳と器械を連動する技術を使うBMI療法を受けたそうです。頭に電極をつけて脳波を測定し、麻痺手に運動することをイメージして、脳波で分析できるなら麻痺手に装着した補助器具に信号が伝わり、手を動かす動作を手伝うという仕組みです。これにより、麻痺手を動かす「代役」となる新たな神経回路の再建を促すと言われている治療です。

次にHANDS療法を受けました。これは麻痺手に電気刺激を与えながらリハビリを行う治療です。

記事には、この男性の気持ちとして「麻痺手が動いたとき、言葉にできないほどうれしかった。これは小さな成功体験。これが次のエネルギーを生む。リハビリから学んだ、前向きの姿勢を持ち続ける大切さを実感した」と書かれています。

リハビリで「麻痺手がわずかに動いた時、強い感動を覚えた」という患者さんは多いのです。しかし残念ながら、麻痺手の回復はそう簡単ではありません。少し動きが良くなっても、実際に麻痺手を役立つように使えるまでの回復はほとんどありません。

BMI療法、HANDS療法などに、「新しい治療が希望の光、別な神経が代役を果たす」など、希望的なことが書かれています。

記事には、「右手が不自由なら、左手を使えるようにして補う。そんなリハビリが一般的だった。しかし最近は、麻痺した側も訓練し、機能を改善させるリハビリに注目が集まる（傍線は筆者。傍線部は古いリハビリとして断罪されている。新しいリハビリの研究は良いとしても、本当に大切な治療を置き去りにして、患者の社会的損失を招くことは避けるべきだと考えます)。「一部の脳神経が傷ついても、別の神経が新たな回路を作るなどして、『代役』を果たす力がある。脳神経科学の研究が進み、そんな実態がわかってきた」とも書かれていました。あくまで希望的、楽観的な記述です。が、実情は異なります。

私は、麻痺の回復術を研究することには声援を送りますが、麻痺回復に希望を持たせ、社会復帰を遅らせることは、してはいけないことだと思っています。現に男性が社会復帰されたのは2013年10月、つまり約3年を費やしたのです。これは、脳梗塞の社会復帰として遅すぎます。

さらに「左手も回復していない」とありました。麻痺回復の予測を立て、非麻痺手を使って社会復帰を行うことが、社会的損失を最小限にすることになるのです。これがリハビリ治療の原理・原則です。

私は、朝日新聞に「社会復帰早めるリハビリを」と題する投書をし、掲載されました。以下はその内容です。

「脳梗塞で左半身にまひが残った男性の記事を読みました。以前に私が診察をしたことがある方で、その後の経過が気になっていました。

ＢＭＩ療法、ＨＡＮＤＳ療法を受け、復職されたとのことですが、疑問も感じました。それは、脳梗塞の病変の状態から考えて、３年近い職場復帰までの期間はとても長いという点です。結局、左手の麻痺は回復しておらず、その改善にこだわらなければ、もっと早く社会復帰できたのではないかと思うのです。

例えば脳出血で右半身まひになった56歳の男性の場合、右手で字を書けるようになるのは困難と予測し、左手で書く訓練を1日2時間続けてもらったところ、86日目に職場復帰できた例があります。早く社会復帰できれば、本人の社会的損失も少なくて済みます。

手のまひの治療法はいろいろ提案されていますが、本当に有効なものはないと私個人は考えています。リハビリにおいては、回復の予測を立てた上で、早期の社会復帰を促すことが大切だと思います。（福岡県　三好正堂　76歳）」

片麻痺手の治療技術には、ＢＭＩ療法、ＨＡＮＤＳ療法以外にも多数提案されています。最近では、ロボット療法がマスメディアを賑わせています。麻痺肢にロボットをつけて、手を使う、歩くなどの運動をさせるものです。片麻痺が完全麻痺でも、ロボットをつけると、麻痺手を使ったり、歩くことができるでしょう。しかしこれは、ロボットの力で動いているのであって、麻痺した手脚に筋活動を起こしているのではありません。麻痺の回復は、麻痺肢に筋活動が生じて初めて起こるものです。したがって、ロボットをつけて歩いても、麻痺の回復は全くありません。むしろ最も大切な非麻痺側肢を強化することがなくなり、歩行の回復が遅れるという逆効果さえあり得ます。

訓練用のロボットは全く意味がないだけでなく、歩行の回復を遅らせる有害な治療にさえなり得ます。

私は、ロボット技術を全面的に否定しているのではありません。特に介護用ロボットの開発には、大きな期待を抱いております。

REHABILITATION

第2章

本当に効果の大きなリハビリ「起立－着席運動」

起立-着席運動の行い方

第1章で、我が国のリハビリテーション（以下、リハビリと略す）には非常に問題が多く、十分回復していない実態について述べました。では、どうしたら効率的なリハビリができるかについて説明しましょう。

リハビリを受けるために入院される患者さんは、脳卒中、骨折、心臓病、肺炎後の体力低下など、病気はいろいろですし、また運動能力のレベルでも、完全に寝たきりの方、立ち上がることがやっと可能な方、座るバランスの悪い方、物をつかむと歩ける方などさまざまです。

私どもは、こういう方すべてに、「起立-着席運動」を行っているのです。起立-着席運動は、簡単で、効果の大きな治療ですので、万難を排して実行したいプログラムです。専門家でさえ「そんなことはムリムリ」と思われる方が少なくないと思いますので、私どもの考え方と方法を説明しておきましょう。

まずリハビリ治療で理解しておきたいことは、次の3つです。

①筋活動を、できるだけ多く出すように、つまり筋収縮が強くなる運動をさせること
②ある程度長時間、1日少なくとも、2時間運動させること
③下肢（脚）を優先して強くすること

その方法として、起立－着席運動に勝る方法はないと思います。これは、筋活動が比較的豊富に誘発でき、比較的楽な運動なので長時間反復できますし、下肢を強くします。したがって、理想的な訓練と言うことができます。

そういうわけで私たちは、寝たきりでグニャグニャな方にも、内科的に重症な方にも、万難を排して、全例でこれを実行しようという考えです。乱暴な方法と思われるかもしれませんが、やってみると案外簡単に、安全にできるのです。

起立－着席運動とはどういうものか

これは、「立ち上がり訓練」とか、単に「起立訓練」とか言われることもありますが、立つ動作だけでなく、座る動作にも筋活動があって大きな意味がありますので、長ったらしいですが、あえて「起立－着席運動」と呼びたいと思います。

準備

この運動で必要な道具は、「椅子」と、手で持つ「固定物」だけです。椅子は、安全面からアームレストとバックレストの付いたものが必要です（図2－1）。

シートの高さは非常に重要です。腰かけた時に膝が90度になるものが基本ですが、当院へ入院する患者さんの多くは、自力で歩けないなど脚力が低下している場合が多いので、シートを高くする必要があります。通常のシートの1・5倍の高さ、あるいは膝の角度が120度以上になるようにします。これには、シートにクッションを置いたり（図2－1右）、椅子を台の上に置いたりします（図2－2）。こうすることで、立ち座りの運動が容易にできるようになります。

「固定物」は、運動時によろけたり転んだりしないために、椅子の前に置きます。転倒防止用ですから、固定されていて、引っ張っても体重をかけても動かないことが大事です。これに使われる物には、病院では平行棒が一番多いですが、壁に取り付けられた手すり、ベッドの柵を使うこともあります（図2－2）。

また、椅子を2つ縦に並べ、前の椅子の背もたれに掴まって起立－着席を行う方法もあります（図2－3）。この際には、少し重めの椅子がよいでしょう。

図2-1　起立－着席運動に使う椅子

アームレスト、バックレスト付きの安定した椅子が良い（左）。

右は、シートを高くすると起立しやすくなり、一つの方法としてクッションを置いたところ。

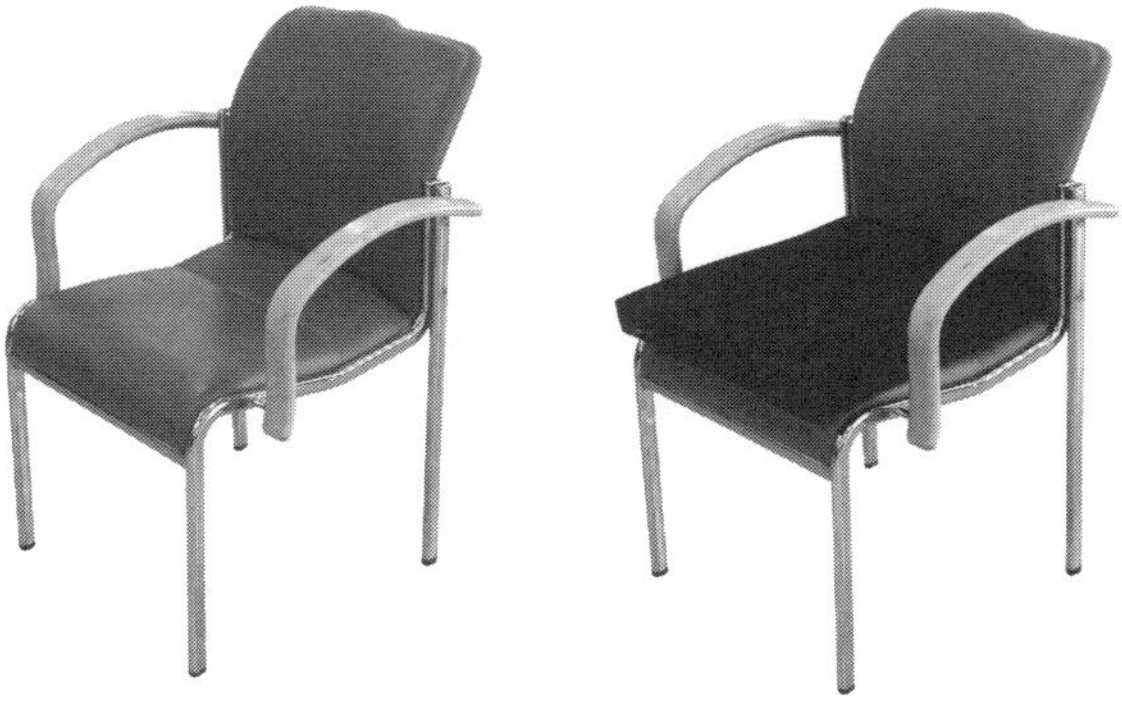

図2-2　起立－着席運動の様子

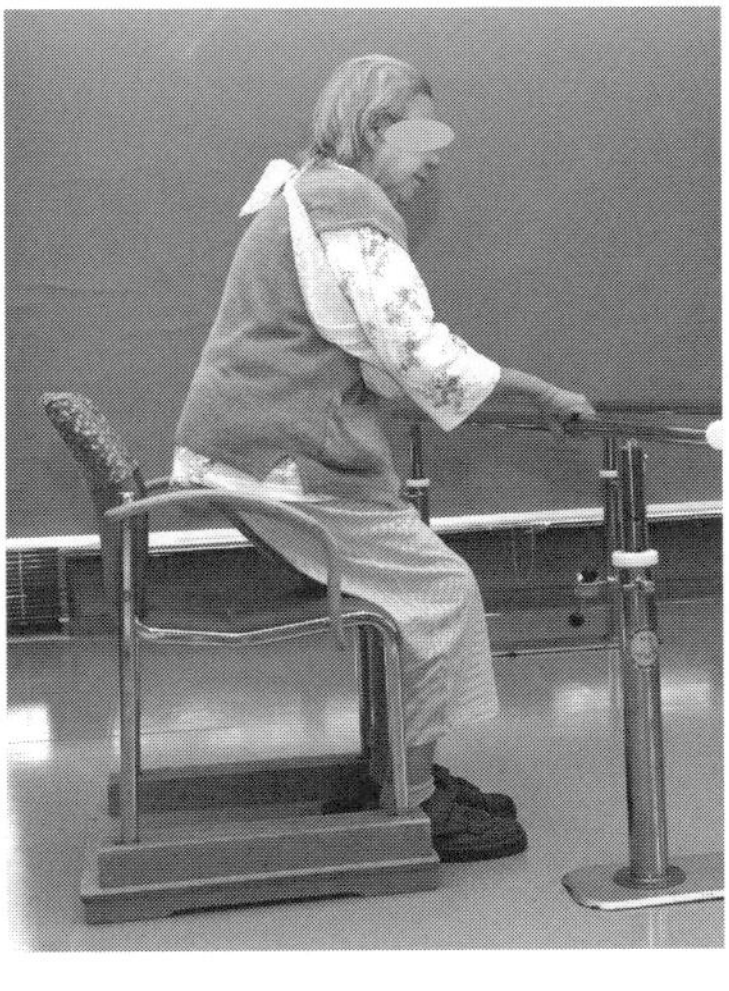

起立－着席運動をしやすくするため、台の上に椅子を置き、シートを高くする。手で持つ固定物として、病院では平行棒を使うことが多い。

図2−3　椅子2つを使って行う起立−着席運動の方法

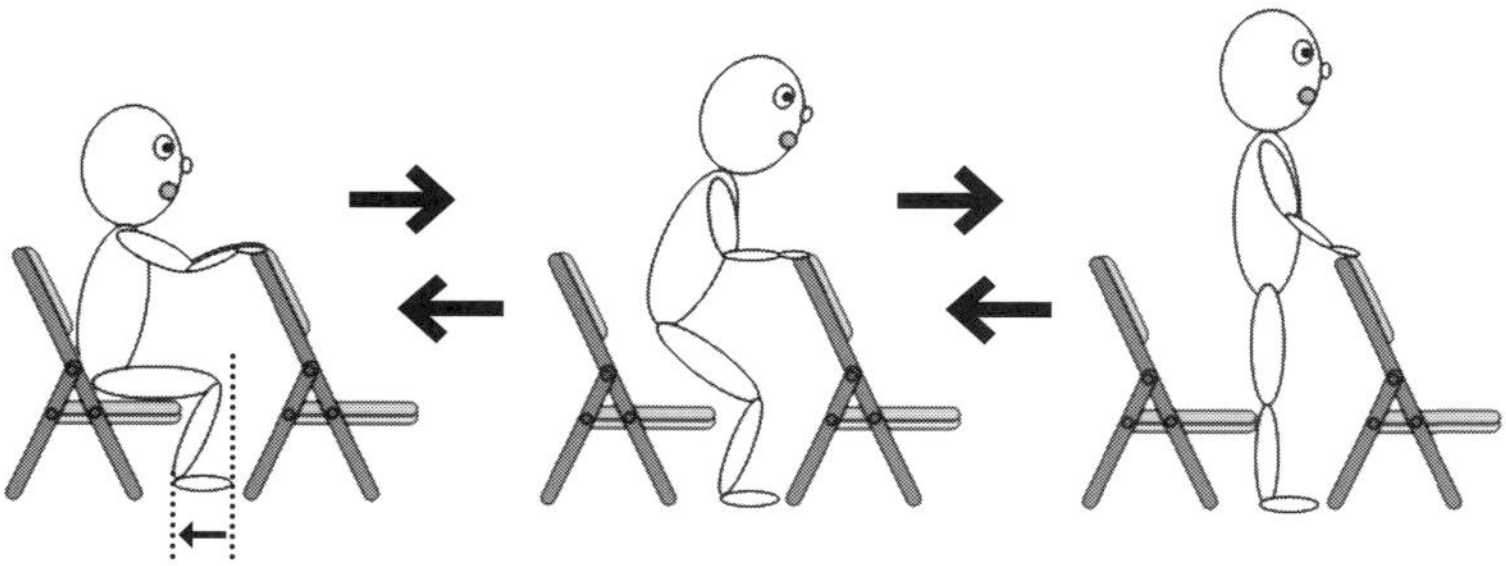

運動のやり方

「起立−着席運動」のやり方は、とても簡単です。

①まず、椅子に座って、前の手すりを持ちます。
②身体を前方に傾け、片麻痺の場合には非麻痺側下肢に体重を乗せます。片麻痺でない場合には、両側下肢に均等に体重を乗せます。そして「イチ、ニー、サン、シー、ゴー」と言いながら、3〜5秒かけてゆっくりと立ち上がります。
③立ち上がったらすぐに、また「イチ、ニー、サン、シー、ゴー」と言いながら、3〜5秒かけてゆっくりと座ります。

これを繰り返すだけの運動ですが、その効果はとても大きいです。

回数

脳卒中急性期で、発病後1～3日目に起立－着席運動をさせる時には、最初は1回行っただけで臥床させ、血圧、脈拍、呼吸数を診ます。通常は何ら異常ないので、また起こして今度は2～3回起立－着席運動を行い、座って休みます。また血圧、脈拍数、呼吸数を調べ、無理でないかを評価します。次第に回数を増やしていき、起立を5～6回に増やしてみます。

これを1セットとします。1セット5～6回の起立－着席運動を1日6～8セット、合計40～50回行います。3度の食事の前後で行うのもよいでしょう。

通常、問題なく実行できますので、2日目から1セットの起立－着席運動回数を10回から20～30回に増やします。そして5～7日目には、1セット40～50回、1日6～8セット行えば、1日の起立－着席運動が300～400回できることになります。

数日間同じ起立－着席運動を行って、楽にできるようになれば、シートを3～5cmずつ低くしていきます。これはそれだけ下肢筋力が向上していること、改善していることを意味します。椅子の高さを次第に低くしていき、通常の42cmの椅子から起立－着席運動ができるようになれば、もうしめたものです。

起立－着席運動のスピード

運動のスピードは、1分間に6回、つまり10秒で1回のペースを基本としています。これでも非常にゆっくりですが、心臓や呼吸に不安のある方、体力のない方は1分間に3～4回のペースがよいでしょう。無理なくできるようになれば、徐々にペースを上げていきます。

1分間に10回起立－着席運動のできる人も多いです。つまり6秒に1回です。これもそれほどきつくない運動です。

最初の起立－着席運動は医師が行う

起立－着席運動は簡単ですが、血圧の変動などで脳卒中の再発を危惧する方もおられます。ですから**最初の起立－着席運動は必ず医師が行うようにします。**そうすると患者さんは安心して行うことができ、血圧の変動が最小限になるからです。

医師は医療チームのリーダーですから、危険だと言われるこの起立－着席運動を率先して最初に行わなければなりません。最初の運動では、担当する理学療法士、作業療法士、看護師が同席するようにします。すると、このリハビリが安全であることを理解し、次回から彼らは自信を持って行うことができます。また、患者さんも安心して受けることができるでしょう。「安心」は、リハビリ治療で、とても大切です。

脳卒中は再発しやすい病気ですが、35年間の経験で、起立－着席運動の最中に再発した例は1例もありません。急性期脳卒中で最初の14日間に再発した例は2％ありますが、臥床中、トイレで排泄中などで、リハビリ中に起こした例は1例もないのです。

超重症者の起立－着席運動

中には、椅子に座っているだけでもきつそうで、立ち上がってもらうのに勇気がいる患者さんもいます。しかし、思い切ってやってみると、意外にすんなり、安全にできるものです。最初は、座っている時でさえ、身体がぐらぐら揺れたり、傾いたりしている方もおられるでしょう。そういう方にも起立－着席運動をします。

寝たきり状態で入院する方もおられますが、そういう方は座位バランスも不良ですので、シートをさらに高くして、前にかがむだけで起立できるようにします。そういう場合でも、できるだけ患者さんが自分の脚力で「起立」と「着席」ができるよう、倒れないように麻痺側から押して支えてあげます。しかし決して抱き上げるような起立はしないことが大切です。患者さん自身が自分で立ち上がり、筋活動を起こさなければ、リハビリの効果がないからです。

座位訓練はしません。座位では、筋活動が少なく、効果が小さいからです（91ページ図2－6参照）。座位バランスが悪い方でも、良い姿勢で行うことは考えないで、起立‐着席運動をしていると、数日でバランスが良くなることが多いのです。

しかし、どんなに工夫しても起立‐着席運動のできない方もおられます。そういう方には、30度の斜面台に立たせ、膝を屈伸させ、ある程度強くなってから起立‐着席運動を行います（図2－4）。

リハビリが全くできない方もおられます。それは重度の意識障害と意欲低下の方です。こういう方には、リハビリの適応がありません。

集団訓練の勧め

私の病院では、起立‐着席運動を集団で行っています（図2－5）。集団で行うと、互いに競い合ったり、笑い合ったり、励まし合ったり、いたわり合ったり、和気あいあいと行われます。休憩時間には、療法士が風船バレーやジャンケンで遊び合ったり、クイズを出したり、レクリエーションをして楽しみます。

すると、患者さんたちは疲れを忘れて起立‐着席運動に励み、知らず知らずのうちに回数を重ねて、あっという間に数百回の起立‐着席ができます。午前と午後に200～

図2-4　起立－着席運動ができない場合のリハビリ

起立－着席運動ができないほど重度の場合は、
30度斜面台に立たせ、膝を屈伸させて下肢筋を強化する。

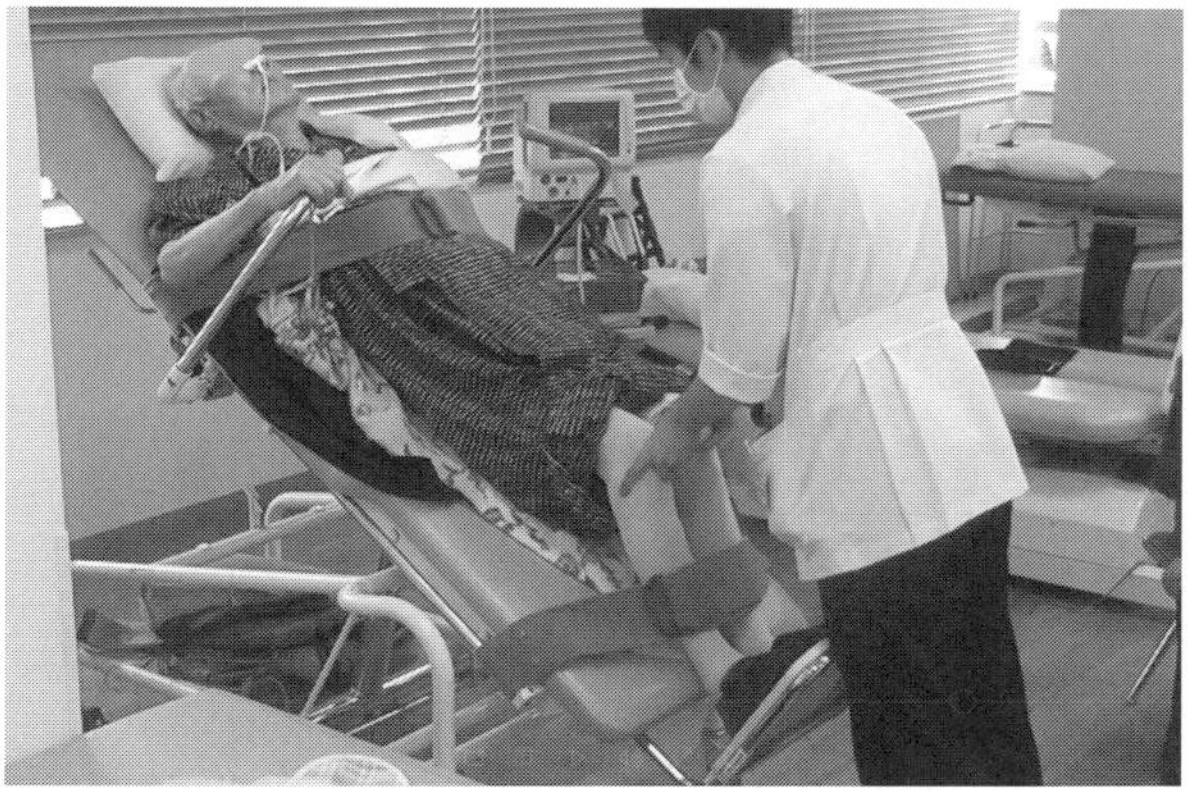

図2-5　集団訓練で行う起立－着席運動

集団訓練を行うと、起立－着席運動が数百回できる。

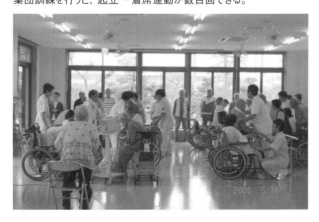

300回ずつ、1日400~600回というのは、私たちの病院で実際に行っている回数です。

達成感が得られると「次も頑張ろう」という意欲につながりますし、脚力もみるみるうちについてきます。そうすればますます張り切ってリハビリに励む……という好循環を生みます。

図2－5の写真は集団訓練の光景ですが、中には点滴を受けながら、酸素吸入を受けながら、起立－着席運動をしている方もおられます。

起立－着席運動は全身運動

起立－着席運動の筋肉への効果は、筋電図を見るとよくわかります。筋電図とは、筋肉の活動で生じる電気活動をグラフで描いたものです。筋電図の大きさはすなわち筋肉の活動の大きさを意味します。

図2－6は、電極を頸部後筋、頸部前筋、背筋、腹筋、大腿直筋（膝を伸ばす筋肉）、大腿二頭筋（膝を曲げる筋肉）、前脛骨筋（足首を上げる筋肉）、腓腹筋（足首を下げる筋肉）の上に置き、動作中の筋電図を調べたものです。

図2-6　表面筋電図による各種動作の分析

頸部筋、背筋、腹筋、大腿直筋、大腿二頭筋、前脛骨筋、腓腹筋から得られた動作中の筋電図。

階段昇降と起立－着席運動で活動が最も高い。座位、立位ではほとんど活動はない。歩行では背筋・腹筋の活動が少ない。

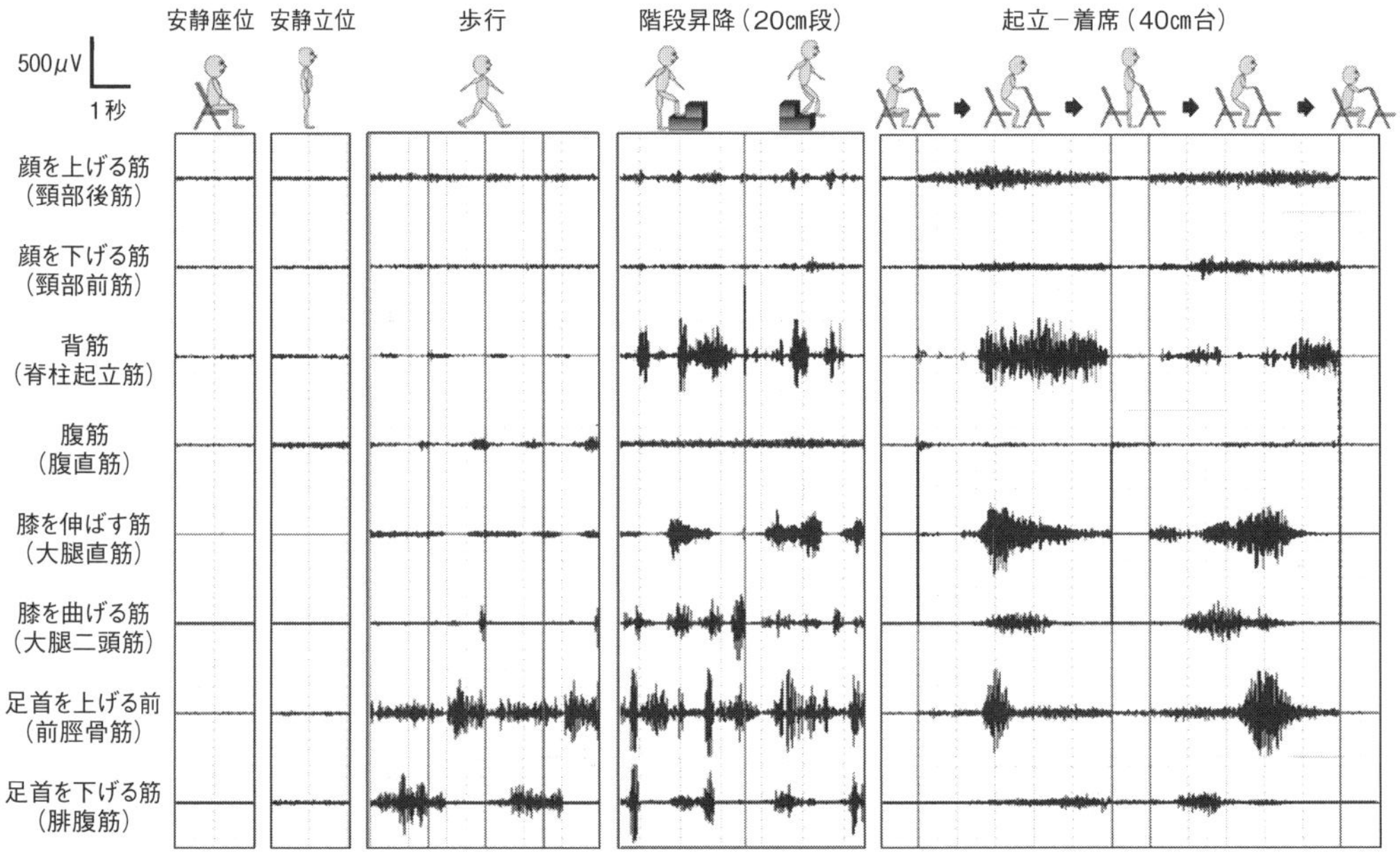

すると、起立‐着席運動と階段昇降をしている間の筋電図が、他の動作（座っている動作、立っている動作、歩く動作）と比較すると、明らかに活発な筋活動を得ています。これはすなわち、起立‐着席運動や階段昇降が下肢や体幹の筋力を効率的に強化することを意味します。

歩行訓練でも下肢の筋活動は盛んですが、背筋や膝の屈筋・伸筋の活動は低いことがわかります。歩行訓練は最もよく行われる訓練ですが、筋力強化から見ると、起立‐着席運動や階段昇降に比べてレベルが低いと言えます。座位訓練も、座位耐性訓練としてしばしば行われていますが、これも筋活動が少なく、筋強化作用の極めて小さい訓練であると言えます。立位保持訓練は、しばしば「起立訓練」と称されていますが、筋活動はほとんどありません。

起立‐着席運動は、筋力強化作用が大きいだけでなく、手すりを持って行うので、転倒の危険がなく安全です。階段昇降も手すりを持って行うなら安全で、起立‐着席運動と同じように効果的です。

▦片麻痺のリハビリとしての起立‐着席運動

片麻痺は脳卒中、脳腫瘍、頭部外傷などによって生じ、最も頻度の高い障害です。そのリハビリとして「歩行訓練」は最もよく行われる治療です。

しかし私の病院では、座れないほど重い方にも起立‐着席運動にこだわり、歩行訓練はほとんど行っていません。

次ページの図2‐7の筋電図は、脳卒中により左半身不随になった患者さんのものですが、麻痺は比較的軽く、筋電図を取ってみますと、麻痺側にも筋活動が盛んに出ています。単に歩いている時の筋電図（左）より、起立‐着席運動をしている時の筋電図（右）が、健側でも麻痺側でも活発であることがおわかりでしょう。

この結果から、片麻痺患者のリハビリとして、歩行訓練より起立‐着席運動に高い効果が期待できると言えます。

麻痺側の筋活動が歩行時よりも起立‐着席運動で強いということは、麻痺の回復にも起立‐着席運動のほうが良いということを意味しています。健側でも麻痺側でも筋活動の高い起立‐着席運動のほうが、歩行障害からの回復力が大きいと言えるのです。

他院のリハビリでは、座位バランスさえできていない患者さんが2人の職員に両側から支えられ、足を引きずりながら歩行訓練を受けている光景を見ることがありますが、これは訓練効果がないだけでなく、膝関節の障害などを起こす、危険な訓練ということができるのです。

図2-7　片麻痺患者の歩行中と起立中での筋電図の比較

健側でも麻痺側でも、歩行中より起立している時の筋活動が高い。
（QF:大腿四頭筋，HM:ハムストリング筋，TA:前脛骨筋，GA:腓腹筋）

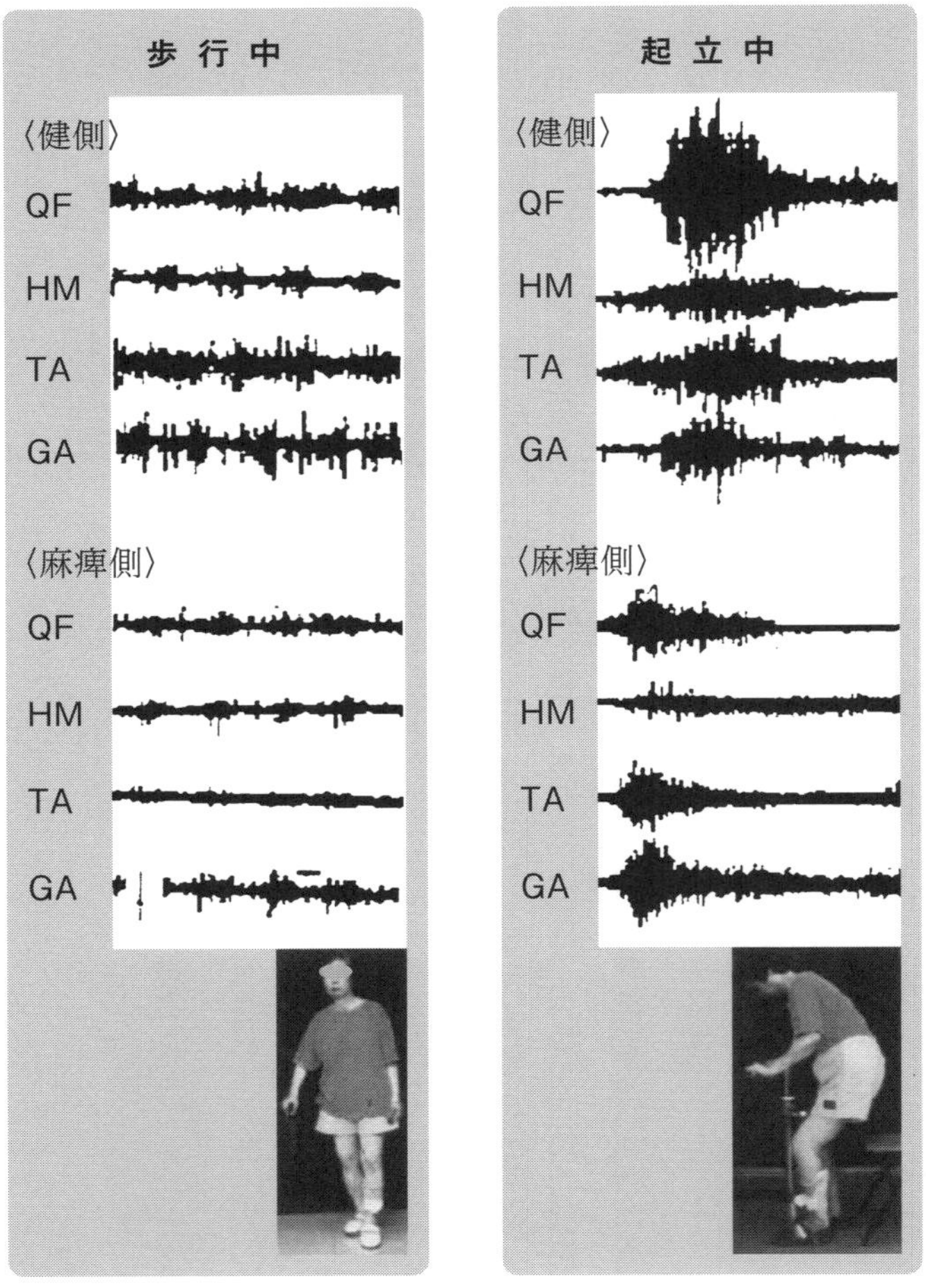

強い筋活動ほど筋力を強くする

次ページの図２－８は、筋活動の強さと筋力の変化を示したものです。ミューラーというドイツの生理学者が行った研究を、アメリカのカッキーというミネソタ大学リハビリテーション科教授が図示しました。

力いっぱい筋肉を活動させる最大収縮を１００％とします。すると、**最大収縮の20～30％の活動をすると筋力が維持できること**、これは日常生活の生活動作の強さに匹敵することがわかります。

筋力を強くするためには最大収縮の40％以上の活動をしなければならないこと、筋収縮が強くなればなるほど早く筋力も強くなり、最大限収縮すると1週あたり10％強くなることなどがわかります。

逆に、**筋活動が20％以下になると筋力は低下していき、全く活動しないと1週あたり20％弱くなること**や、筋力が弱くなるスピードは強くなるスピードより速いことなどがわかります。つまり筋力は、落ちる時にはあっという間、つけるためには相当の努力と期間が必要になるというわけです。

図2-8　筋収縮度と筋力変化の関係（Hettingerによる）

筋活動が20%以下になると筋力は低下し、全く活動しなければ1週あたり20%低下する。
20〜30%の筋活動で筋力は維持され、40%以上の筋活動で筋力は強くなる。
100%の活動で1週に10%強くなる。

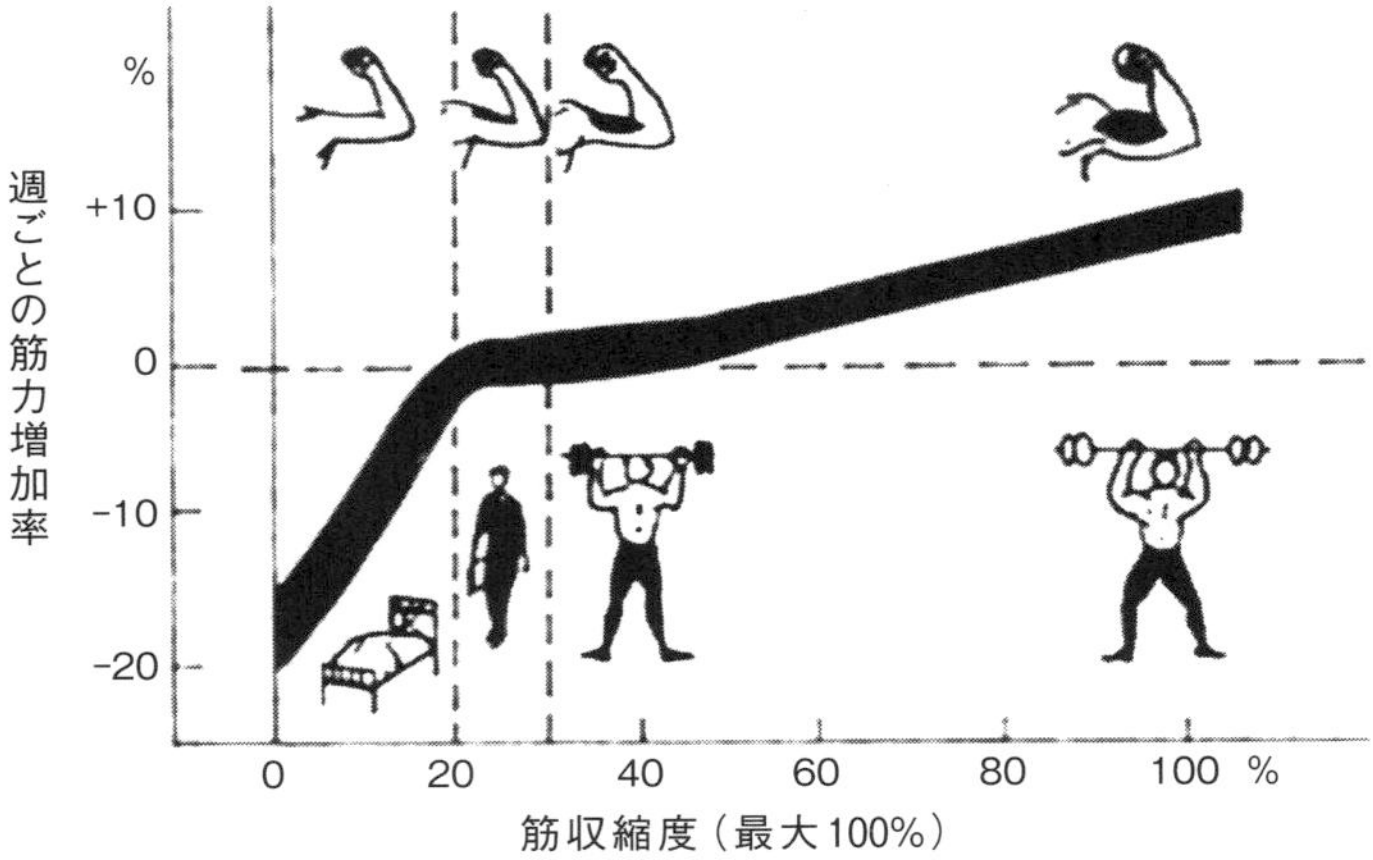

ここで、筋力を強くするためには、強い筋収縮（少なくとも40%以上）が必要であること、そしてできるだけ強い活動が必要であることを記憶していただきたいと思います。

筋肉は、筋線維という線維状の細胞の集まりで構成されています。筋肉に力を入れることは、この筋繊維が収縮することです。

実は、筋線維が強くなる過程では、この筋線維の一部が分裂しているのです。

それは数日後には自然に修復されるのですが、その際に、もとの筋線維よりも少し太い状態になります。つまり、筋肉量が多くなるのです。

こうして筋線維が太くなり、筋肉量が増えれば、筋力も当然上がります。筋肉を鍛えるとは、この一連の分裂－修復の繰り返しにより、筋肉量を増やすことと言えます。

有酸素運動と無酸素運動

運動には2つの種類があることを理解しましょう。それは「無酸素運動」と「有酸素運動」です。

筋肉を構成している筋線維には、白い筋線維と赤い筋線維があります。前者は速く収縮する性格を持った「速筋」と言われる「タイプⅡ線維」で、後者はゆっくり収縮する性格を持った「遅筋」と言われる「タイプⅠ線維」です。

ヒトでは、白い筋線維と赤い筋線維とがモザイク状に混ざっているため、すべての筋肉は赤い色をしていますが、この2つの筋線維ははっきり働きが分かれています。そして速筋（白筋）は無酸素運動を行い、遅筋（赤筋）は有酸素運動を行うのです。

「無酸素運動」とは、例えば100m走のように息を殺して全速力で走る時の筋活動であり、主に白い筋線維の速筋が働きます。無酸素運動は、スポーツ選手に要求される強い筋力と瞬発力を向上させるために行う運動で、主に筋力強化に有効です。

一方、「有酸素運動」とは、ウォーキングのように、呼吸しながら行うことのできるゆるやかな運動で、遅筋による筋活動を言います。英語で「aerobic exercise」と言われ、日本語でも「エアロビック」という言葉は定着しています。

この酸素を消費しながら行う有酸素運動は、健康の維持・増進に極めて大切であることがわかっています。

体脂肪を燃焼して肥満を解消し、心肺機能を向上し、血圧を下げ、耐糖能（血糖値を正常に保つための働き）とインスリン抵抗性（インスリンが十分働くことのできない状態）を改善し、コレステロールを下げ、免疫機能を強化し、生命を延長させる効果があるなど、たくさんの利点が挙げられています。

有酸素運動は健常者やリハビリ患者にとっても、健康の回復・維持のために大切な運動です。

この有酸素運動を行うのは主に遅筋であり、筋力を強化する作用もありますが、主に筋力を維持し、耐久性を向上するような運動なのです。

筋力を強化する運動と筋力を維持する運動

筋力を強化するためには最大収縮の40％以上の活動が必要であり、筋力を維持するためには20～30％の筋収縮が必要だと述べました。

同じ「歩く」運動でも、一所懸命早足で歩くのは筋力強化作用がありますし（主に白筋の運動）、ブラブラと空や景色を楽しんだり、立ち止まって草花を眺めたり、近所の植木を鑑賞したりする楽しい散歩は、有酸素運動として意味があります（赤筋の活動）。

この両者は車の両輪の関係にあり、いずれも必要であることを理解し、適度に組み合わせて、筋力を強化する運動（主に速筋の収縮）と維持する運動（主に遅筋の収縮）を行っていただきたいと思います。

さらに筋力を強くするためには、最大収縮を行うと（１００％の筋収縮）、1日5～6秒行うだけでよいという実験結果があることも追加しておきます。つまり最大収縮すれば、極めて短時間で強化されるというのです。その真偽のほどは確かめることができていないのですが、強い活動を行うと早く強くなることは事実ですから、筋力を向上したい時には、できるだけ強い活動を心がけましょう。

リハビリを受けている患者さんや一般の健常者は有酸素運動を行っていますが、それでも筋力は強化されていきます。特に起立‐着席運動では、最大収縮の40％以上の活動をしているためでしょうが、かなり速いスピードで、1週1週で強くなっていくものです。「筋力を強くするためには強い活動が必要である」という知識は役立ちます。

遅筋と速筋の侵され方には、病気による差もあります。筋ジストロフィー症のような筋肉疾患や筋肉外傷では遅筋が主に減少します。一方、運動不足による筋力低下では、速筋が主に減少します。そのため廃用性筋萎縮では遅筋が残り、筋緊張が高まり、拘縮を伴っています。

運動の強さ（メッツ）と運動の量（エクササイズ）

ここで、「運動」の「強さ」と「量」を説明しておきましょう。これは、運動の効果を上げる時に知っておかなければならない事項です。

運動の強さを「メッツ」で、量を「エクササイズ」で表すことになっています。

「メッツ」とは、運動の強さを測るもので、ある運動を行った時に消費する酸素量が、じっと寝ている時の何倍かを計算して、メッツを定めています。安静に寝て運動していない状態を1・0メッツ、時速4㎞の通常の速さの歩行だと3・0メッツ、速歩だと4・0メッツ、ジョギングだと6・0メッツ、全速力の疾走だと15・0メッツとなります。

一方、「エクササイズ」は、「メッツ×時間」で求められます。時速4㎞（3メッツ）で1時間歩くと3×1＝3エクササイズとなり、20分歩くと1エクササイズとなります。

次ページの図2－9は厚生労働省の「健康づくりのための運動指針2006（エクササイズガイド2006）」にある1エクササイズに相当する活発な身体活動を表したものです。ここでは、ヒトの身体活動を「運動」と「生活活動」に分けています。日常何気なく行っている筋活動を「生活活動」と言い、自らの意思で積極的に動かす筋活動を「運動」としています。いずれも筋活動を起こすものですが、強さの異なるさまざまな筋活動を表しています。

厚生労働省は2013年に、2023年までの国民の身体活動・運動分野の目標を定め、「健康づくりのための身体活動基準2013」として発表しています。その中で、「生活習慣病等への罹患」「生活機能の低下のリスク」を減少させ、長く健康的な生活を送るために、個人にとって達成することが望ましい身体活動の基準値とその考え方を、以下のように定めています。

図2-9　1エクササイズに相当する活発な身体活動

身体活動を「運動」と「生活活動」に分け、身体活動の強さ別に
1エクササイズ（運動の量）に要する時間を例示。エクササイズは、メッツ×時間で表す。

厚生労働省『健康づくりのための運動指針2006（エクササイズガイド2006）』より

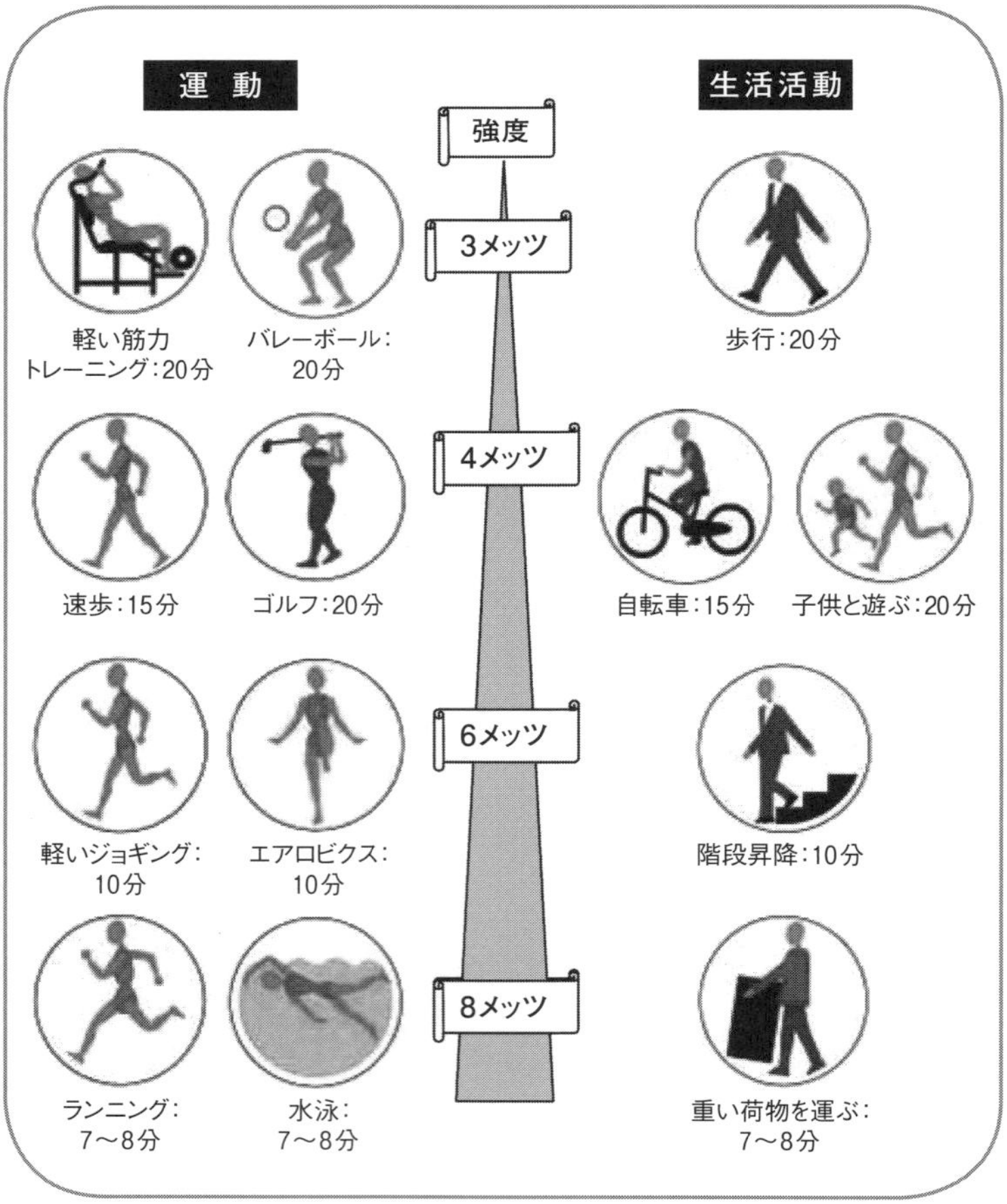

■18～64歳の身体活動の基準（日常生活で体を動かす量の考え方）

・強度が3メッツ以上の身体活動を1週あたり23エクササイズ行う。

・具体的には歩行またはそれと同等以上の強度の身体活動を毎日60分以上行う。

■18～64歳の運動の基準（スポーツや体力づくり運動で体を動かす量の考え方）

・強度が3メッツ以上の運動を、1週あたり4エクササイズ行う。

・具体的には息が弾み汗をかく程度の運動を毎週60分行う。

■65歳以上の身体活動（生活活動・運動）の基準

・強度を問わず、身体活動を1週あたり10エクササイズ行う。

・具体的には横になったままや座ったままにならなければどんな動きでもよいので、身体活動を毎日40分行う。

1日60分歩くと、3エクササイズ、週7日歩くと1週当たり21エクササイズになり、その他日常生活の活動から、1週に23エクササイズを超えることになります。

起立－着席運動のメッツとエクササイズ

それでは、起立－着席運動の運動としての「強さ」と「量」はどのくらいになるのでしょうか。

まず「強さ」ですが、**1分間に6回のペースで起立－着席運動を行うと、ほぼ3・0メッツであることがわかりました。**これは時速4㎞で普通に歩く時と同じ強さです。1分間に10回のペースで行うと4・0メッツ、1分間4回のペースだと1・8メッツです。

ただし片麻痺の方が1分間に6回のスピードで起立－着席運動をしても、2・5メッツにしかなりません。3・0メッツに上げるためには、1分間に10回の起立－着席をしなければなりません。

しかし、我々の経験から、1分6回の起立－着席運動＝2・5メッツは、下肢筋力を十分強くし、リハビリの効果を上げていくことを確認しております。

家庭でのリハビリの一環で、家の周囲を散歩している人も多いと思いますが、起立－着席運動はそれと運動の強さが同じなのです。このことを覚えておいてください。散歩は天気が悪いとしにくいものですし、交通量が多い危険な場所もあります。その点、起立－着席運動は、家の中でいつでもできるので安心ですし、続けやすいのがメリットです。「第二の散歩」と言ってもいいでしょう。

次に運動の量ですが、起立‐着席運動を1分間に6回のペースで1時間行い、これを1週間続けると、３×７＝21エクササイズとなります。これは厚生労働省が勧める18〜64歳の身体活動（生活活動・運動）の基準、23エクササイズにかなり近い運動量となります。

なお、当院で目安にしている1日４００回の起立‐着席運動は、正味67分かかりますから、運動量は３・３エクササイズとなります。1週間続けると、３・３×７＝23エクササイズを行ったことになります。

一石十二鳥の起立‐着席運動

私のところで行う起立‐着席運動というリハビリの効果は絶大で、トイレに行けるようになり、精神的に明るくなり、歩けるようになるなど、多くの効果が見られます。さらに嚥下障害にも効果があります。長年の友人である長尾龍郎博士は「起立‐着席運動は一石十二鳥」と言ってくださっています。

1　効率的な運動能力の向上
2　精神的に元気になる効果
3　深部静脈血栓症の予防
4　排尿障害・排便障害の改善
5　肺炎の予防
6　嚥下障害の改善（なぜ？と疑問に思われるかも知れませんが、本当に有効です）
7　関節拘縮の予防
8　骨粗鬆症の予防
9　バランスの改善（起立と着席は、体のバランスを乱しながら行う運動であり、したがってバランス訓練になる）
10　褥瘡の予防と治療
11　起立性低血圧の予防・心機能の改善
12　メタボリック・シンドロームの予防

メタボリック・シンドロームの原因の一つに運動不足があります。高血圧、肥満、高脂血症、糖尿病、腎不全などの予防と治療に、適度の運動が有効であることは広く認められています。いわゆる「有酸素運動」です。起立－着席運動は有酸素運動であり、体が不自由な方にとって、一番実行しやすい運動です。

このように、起立－着席運動はたくさんの効果が期待できる運動なのです。

REHABILITATION

第3章

肥満の体重を減らせば歩けるようになる

体重を減らせば運動能力が改善する

肥満はリハビリテーション（以下、リハビリと略す）の大敵です。肥満があると、通常以上に筋力が強くないと体を動かすことができません。体重を減らすことは、すなわち筋力強化を意味し、運動能力を改善することになります。事実、肥満を治療すると想像以上に運動能力が向上し、歩けない状態から歩けるようになった例は数知れません。

抱えられなければ移乗・移動できない患者さんもおられますが、この方に肥満があると、介助者は腰痛を起こしてしまいます。

しかしながら、体重を減らすことは非常に難しいと考えられてきました。ところが、私の病院では30年以上前から効果的に体重を減らし、好成績を上げています。この章では、その方法について説明いたします。

これは、1日500〜600キロカロリーの厳しい低カロリー食にして、同時に起立-着席運動を400〜500回行って筋力を強くすることです。こういう方法で急速に体重を減らし、運動能力を改善するというものです。

「体重は徐々に減らすべき」という専門家は多いのですが、あえて「急速に減らす」方法を行っています。そのほうが早く歩けるようになり、早く元気になるからです。

厳しい低カロリー食を行うようになったのは、40年前にハーシュバーグ教授の書かれた教科書『リハビリテーション』（三好正堂訳：日本アビリティーズ協会、東京、1980）に、肥満の治療がリハビリに必要であることを強調されていたのを読んでからです。

そこには、次のような記載がありました。

「重度の身体障害者の場合、たとえわずかに体重が過剰であっても進歩を妨害する。体重を減らすことは筋力を増強するのと同じ意味がある」

「特に高齢者では1000～800キロカロリーに減らしても体重が減らないことがある。そのときには、毎日体重を測定して確実に減っていくまで摂取カロリーを下げていき、600～400キロカロリーまで下げる」

身体の大きなアメリカ人に400～600キロカロリーで良いのなら、体格の小さい日本人にも安全にできるだろうという軽い気持ちで追試したところ、効果の非常に大きなことがすぐにわかりました。5～10kg体重を減らすと、歩けない状態から歩ける状態に改善する例が続々と見られました。

「1日400～600キロカロリー」と言うと、大抵の医師は驚かれますが、私の35年以上の経験から自信を持ってお勧めできる方法です。逆に高齢者では、これくらいの低カロリー食にしないと、身体活動量と代謝が低下しているため、体重を減らすことは不可能なことが多いのです。

例えば、次に述べるような患者さんがおられました。非常に多い病気の変形性膝関節症で、肥満の方でした。この方は、体重を減らしただけで、歩けない状態から歩けるようになったのです。

症例４　体重を減らして歩けるようになった変形性膝関節症

Mさん　80歳　女性

若い頃は身長１５６cm、体重49kgでしたが、閉経後体重が増え、78歳で65kg、80歳で70kgになりました。60歳頃から両膝が痛むようになり、整形外科に通院し、人工関節の手術を勧められていたが、断っていました。80歳の時に、遂に歩けなくなって入院しました。

その時の身長は１４９cm（骨粗鬆症のため、若い時より７cmも身長が減った）、体重は70kgでした。１日６００キロカロリー食を30日間食べてもらったところ、体重が65・６kgになりました。膝のレントゲン写真を見ると、関節破壊像が著明でした（図３－１）。正常に近い方の膝レントゲン像と比較すると明らかです（図３－２）。最初の頃は、膝の痛みのために起立 - 着席運動が１００～２００回しかできませんので、自転車漕ぎなど、膝

図3-1　Mさんの両側変形性膝関節症のX線写真

関節の間隙が狭くなり、硬化像が見られる。

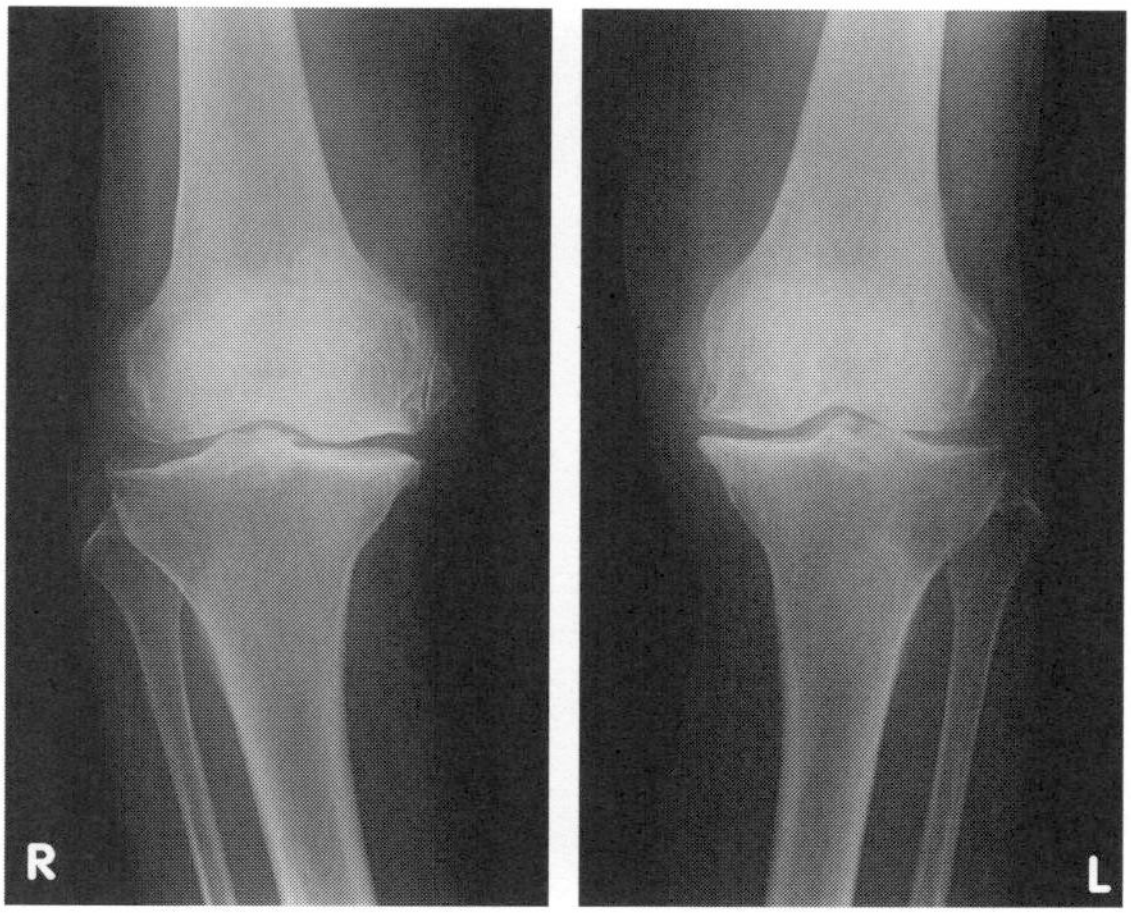

図3-2　79歳女性のほぼ正常な膝関節X線写真

図3-1と比較すると一目瞭然。

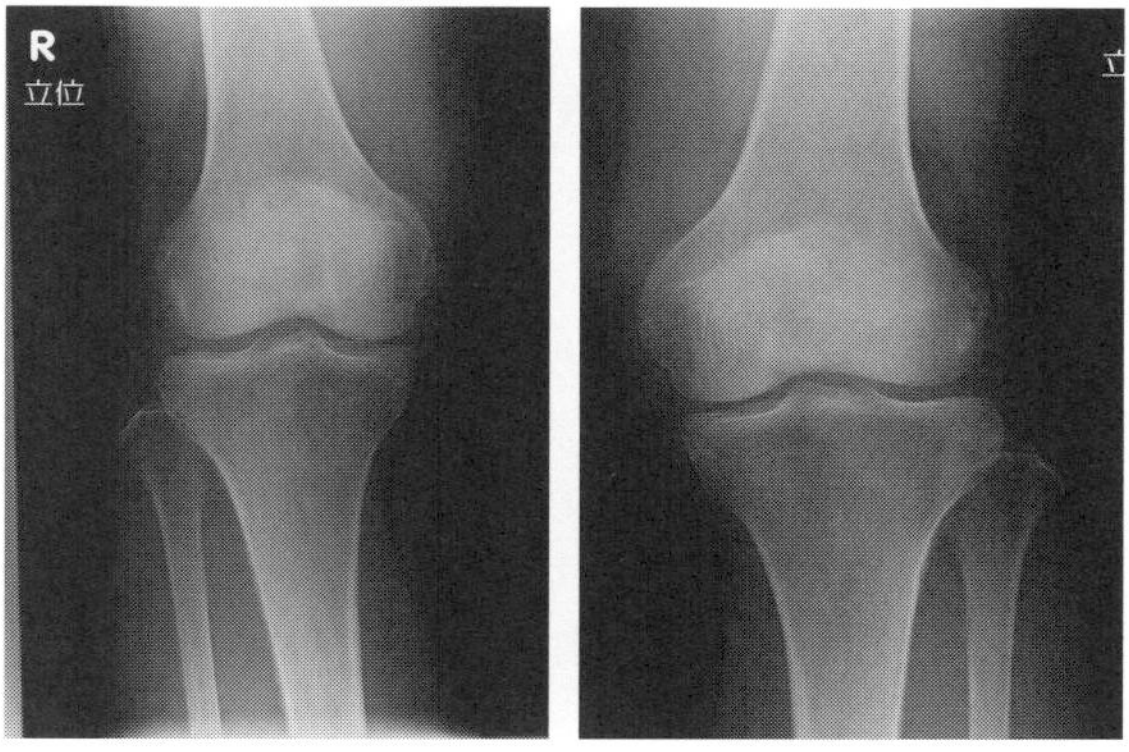

に負担の少ない運動で膝伸筋力を強くし、2週目から400～500回起立－着席運動を行いました。すると、屋外を一本杖で自由に歩けるまでになり、退院されました。その後も自宅で低カロリー食を実行し、体重は60kg前後までになっています。もちろん歩行は自由にでき、散歩を楽しんでおられます。

膝の痛い方は非常に多いのです。**体重を減らすだけで歩けない状態から歩けるようになる人がいることを知ってほしいと思います。**

肥満の定義

肥満の診断は、ＢＭＩ（ボディ・マス・インデックス）によって算出されます。体重(kg)÷身長（m）÷身長（m）で計算し、最も適切なのは22・0とされ、標準体重と言われています。

例えば身長１６０㎝、体重60kgの方は、60÷１・６÷１・６＝23・４で、この人のＢＭＩは23・４になって、標準体重より１・４多いということになります。ＢＭＩが18・５～24・９が普通体重とされており、18・５未満が「やせ」、25以上が「肥満」と決められています。

厚生労働省は2015年に、肥満の診断には年齢も考慮に入れ、高齢者では痩せすぎを避けるよう勧めました。

つまり、18~49歳は「18・5~24・9」、50~69歳は「20・0~24・9」、70歳以上では「21・5~24・9」を達成目標としました。

私の考えは少し違って、肥満の有無は、BMIだけでなく、腹部、背中、上腕、大腿をつまんで見て皮下脂肪の過多を見る簡単な方法も必要なのではないかと思っています。すると、BMIが普通体重の範囲でも肥満の方は結構多いのです。70歳以上では、BMI21・5~24・9の範囲でも皮下脂肪が多く、体重を減らしたほうがよい方は少なくありません。

最近、体脂肪、筋肉量を測定できるようになり、BMIが適正値でも脂肪量が多く肥満の人が少なくないことを確かめられるようになりました。高齢者ほど、体重が正常範囲でも皮下脂肪が多いのです。

肥満の治療――低カロリー食療法

肥満の治療は、摂取カロリーよりも消費カロリーを増やすことです。つまり摂取する食事を減らすか、運動によって消費カロリーを増やすかです。しかし現実的には、体の不自由な患者さんが運動して消費カロリーを上げることは不可能で、食事を減らす以外にありません。

肥満の治療食として、一般には800、1000、1200キロカロリー食を勧められていることが多いですが、私は、400～600キロカロリー食にしています。若い人なら1200キロカロリー食で体重を減らすことができますが、高齢者や障害者では、さらに減らさないと、なかなか体重を減らすことはできません。

低カロリー食の作成には、管理栄養士の協力が不可欠です。

低カロリー食の作り方

私の病院で栄養士の監修のもと考案した600キロカロリー食と400キロカロリー食の各1例を紹介します（表3－1・3－2・3－3）。要点は、次の4点です。

表3-1 低カロリー食の作り方（1例）

エネルギー（1日分）	400キロカロリー	500キロカロリー	600キロカロリー
たんぱく質	40g	40g	45g
炭水化物	40g	50g	75g
脂　肪	10g	15g	15g

①たんぱく質を十分に
②脂肪を少なく
③炭水化物は最小限で良い
④食材を多くして栄養バランスを保つ
⑤野菜・海草を多くしてかさ（量）を増やす

以上の肥満の治療は、入院して行うものです。外来治療だと、低カロリー食の作り方が難しく、うまくいきません。しかし以下のことを実践するなら、家庭でも可能でしょう。

①主食だけでなく副食も減らす。
②体重を毎日測り、1日0・1kg減るまで食事を減らす。そうすれば1月で3kg減ることになる。

表3-2　600キロカロリー食の作り方（献立例）

たんぱく質40.1g、脂質7.5g、炭水化物104.4g、計602キロカロリー

朝　食
149キロカロリー

マンナンごはん……100g

みそ汁
- 玉葱……30g
- ねぎ……1g
- みそ……4g
- いりこ……2g

オクラ炒め
- オクラ……60g
- 人参……10g
- コショウ
- 薄口醤油

チンゲン菜の磯辺和え
- チンゲン菜……40g
- 玉葱……20g
- ノリ佃煮……2.5g
- 醤油
- みりん

漬物
- きゅうり漬け……15g

昼　食
204キロカロリー

マンナンごはん……100g

鮭のおろし梅ソース
- 鮭……50g
- ねり梅……4g
- 大根おろし……30g
- みりん

付け合わせ
- キャベツ……30g
- ノンオイルドレッシング……5g

もやしの酢のもの
- 人参……10g
- もやし……60g
- 砂糖……2g
- 酢、醤油

すまし汁
- とろろ昆布……2g
- みつば……3g
- だし汁、料理酒、薄口醤油

夕　食
249キロカロリー

マンナンごはん……100g

鶏肉の甘酢あん
- 鶏ささ身肉……60g
- 玉葱……10g
- ピーマン……10g
- 中華味（顆粒）……1.5g
- ケチャップ……6g
- 砂糖……2g
- 片栗粉……0.5g
- コショウ、酢、醤油

付け合わせ
- ブロッコリー……30g
- ドレッシング……2.5g

サラダ
- きゅうり……50g
- 玉葱……15g
- ノンオイルドレッシング……10g

ほうれん草煮びたし
- ほうれん草……60g
- 人参……10g
- だし汁、醤油、みりん、料理酒

フルーツ
- キウイフルーツ……40g

表3-3　400キロカロリー食の作り方（献立例）

たんぱく質40.7g、脂肪12.8g、炭水化物33.6g、計414キロカロリー

朝食
107キロカロリー

みそ汁

白菜	30g
いりこ	1g
あわせみそ	4g
だし汁	70g

青菜の和え物

鰹フレーク	10g
うまい菜	45g
人参	15g
みりん	1g
料理酒	1g
甘口醤油	2g

炒め物

若鶏小間肉	15g
ピーマン	50g
玉葱	10g
塩	0.4g
コショウ	0.01g
甘口醤油	2g
みりん	1g

昼食
144キロカロリー

鮭のバター焼き

鮭	60g
コショウ	0.03g
甘口醤油	2g
みりん	1g
有塩マーガリン	2g

付け合わせ

キャベツ	40g
ノンオイルドレッシング	5g

もずく酢

もずく	40g
きゅうり	20g
砂糖	2g
甘口醤油	2g
塩	0.1g
穀物酢	10g
だし汁	30g

けんちん汁

木綿豆腐	20g
人参	5g
しいたけ	5g
だし汁	70g
淡口醤油	2g
塩	0.15g
料理酒	0.5g

夕食
163キロカロリー

ご飯

マンナンごはん	50g

鶏のレモン風味焼き

皮なし若鶏もも肉	60g
おろし生しょうが	1g
おろし生にんにく	0.5g
塩	0.2g
コショウ	0.05g
レモン汁	3g

付け合わせ

サラダ菜	15g

中華炒め

豚肩ロース	10g
玉葱	15g
白菜	60g
中華味顆粒	1g
オイスターソース	1.5g
砂糖	0.5g
淡口醤油	0.25g

ふりかけ

ふりかけ鰹	2.5g

③3大栄養素である炭水化物、たんぱく質、脂肪のうち、たんぱく質は十分食べる。少なくとも1日60g以上にする。炭水化物（ごはん、パン、めんなど）は思い切って減らす。
④脂肪は必要であるが、最小限にする。例えば、野菜サラダには、酢や醤油で味をつけ、オイルドレッシングは最小限にする。ミルクは脱脂乳にする。
⑤野菜や海藻をできるだけ多く取り、かさを増やす。
⑥1日30種類以上の食材を用いてバランスの良い食事にする。

以上、6点を心がけて、1か月につきマイナス2～3kgを目安にします。

減食療法と並行して行うべきリハビリ

低カロリー食と並行して、起立－着席運動は、通常通り1日300～600回行います。PT、OTの訓練室にいる時間は、合計2～3時間以上になるようにします。体重減少に重要なことは、通常通りリハビリを行うことです。

当院では、何度も繰り返し述べました起立－着席運動を集団で1日400～600回行っています。こうして筋力を増強し、体重を減らすことで、歩行をはじめ運動能力が著しく改善でき、体重減少への志気が高まるのです。

リハビリを行うことで、減食中の口さみしさや手持ち無沙汰、気分の落ち込みなどを紛らわせ、心理的に安定させてくれる効果があります。

減食療法をしていると、急に抑鬱状態になることがあります。リハビリは、これに打ち勝つ手段として大切です。体重減少プログラムは、患者の理解と協力、それに看護職員の積極性により、ほとんど問題なく実行可能なのです。

家族による食べ物の持ち込みは固く禁じます。厳しい減食療法を行っているのに体重が増えるのは、見舞い客が持ってくる食べ物に原因があることが多いと考えられます。

しかし高齢者や障害者では消費カロリーが低下しており、間食を行わずに低カロリー食を守っていても、通常の800～1000キロカロリーで体重が減らないことがしばしばあります。したがって毎日体重を測定して、確実に体重が減少しはじめるまで、1日400～600キロカロリーまで減らさなければなりません。

非常に厳しい減食療法でも、病院で行えば、リハビリや身の回り動作訓練で忙しいので退屈せずにすみ、集団訓練をしますから士気を高めるのに役立ちます。400～600キロカロリー食を始めて2～3日経つと、患者の食欲は急速に低下し、予想されるよりはるかによく減食に馴れるものです。

実は、なかなか信じていただけませんが、これだけの低カロリー食でも空腹を訴える方は少数なのです。

稀に、これほど低カロリー食を食していても体重が減らないことがあります。おそらく水分の貯留が一部関係するのでしょうが、原因はわかりません。しかし辛抱強く観察していると、間食しているのでなければ、数日後には必ず体重が低下してくるものです。

厳しい減食療法を行う時には、いつでもビタミン剤の補給は必要です。我々は減食プログラムを行っている間「総合ビタミン剤」を処方しています。

低カロリー食で大切なのは、よく噛んで食べることです。一口30回以上噛むようにします。これにより食事時間が長くなり、満腹でなくても「満足感」が得られるようになります。ガツガツと早く食べると、満腹感が得られないだけでなく、満足感も得られません。

体重減少プログラムで、塩分を制限したり利尿剤を使うことは、浮腫がない限りしません。これは一時的な心理効果を生むかもしれませんが、体重はすぐに元に戻り、失望を与えることになります。治療の目的は、あくまで過剰の脂肪組織を減らすことで、水分を減らして体重を減らすことではありません。断食療法は、身体のたんぱく質が減少するだけでなく、危険であることがわかってから行わなくなりました。

運動能力が上がって運動量が増えれば、体重の減少速度も速くなります。そういう時は食事量を増やしても、体重は減り続けるでしょう。体重減少の目的は、あくまで運動能力の改善ですから、運動能力が向上したら、1日の摂取カロリーを800、1000キロカロリーと増やしていきます。これはケースバイケースで決めればよいことだと思います。低カロリー食を150日以上行ったことはありませんが、その範囲では栄養障害を起こしたことは1例もありません。栄養障害の指標として血清アルブミンが用いられますが、これが低下した例はありません。その限りでは、低栄養状態になる危険はないと思っています。体重を減らすことが、運動能力を改善するのに大きな効果があったもう1例について述べます。

症例5　両股・両膝関節に人工関節置換術を受け、体重減少で歩けるようになった例

Kさん　79歳　女性

50歳から両側の膝痛が、62歳から両側の股関節痛があった方です。62歳の時に右股の人工関節置換術を受け、65歳で左股の人工関節置換術を受けました。しかし脱臼したりして計6回股関節の手術を受けたとのことです。76歳で脳梗塞左不全麻痺になりましたが、歩行可能になっていました。79歳の時に左、次いで右に膝人工関節置換術を受けました。しかし長く歩くのが困難で、外出できるようになりたいと言って入院されました（図3－3）。

図3−3　Kさんの両側変形性股関節症、
変形性膝関節症の人工関節置換術後の状態

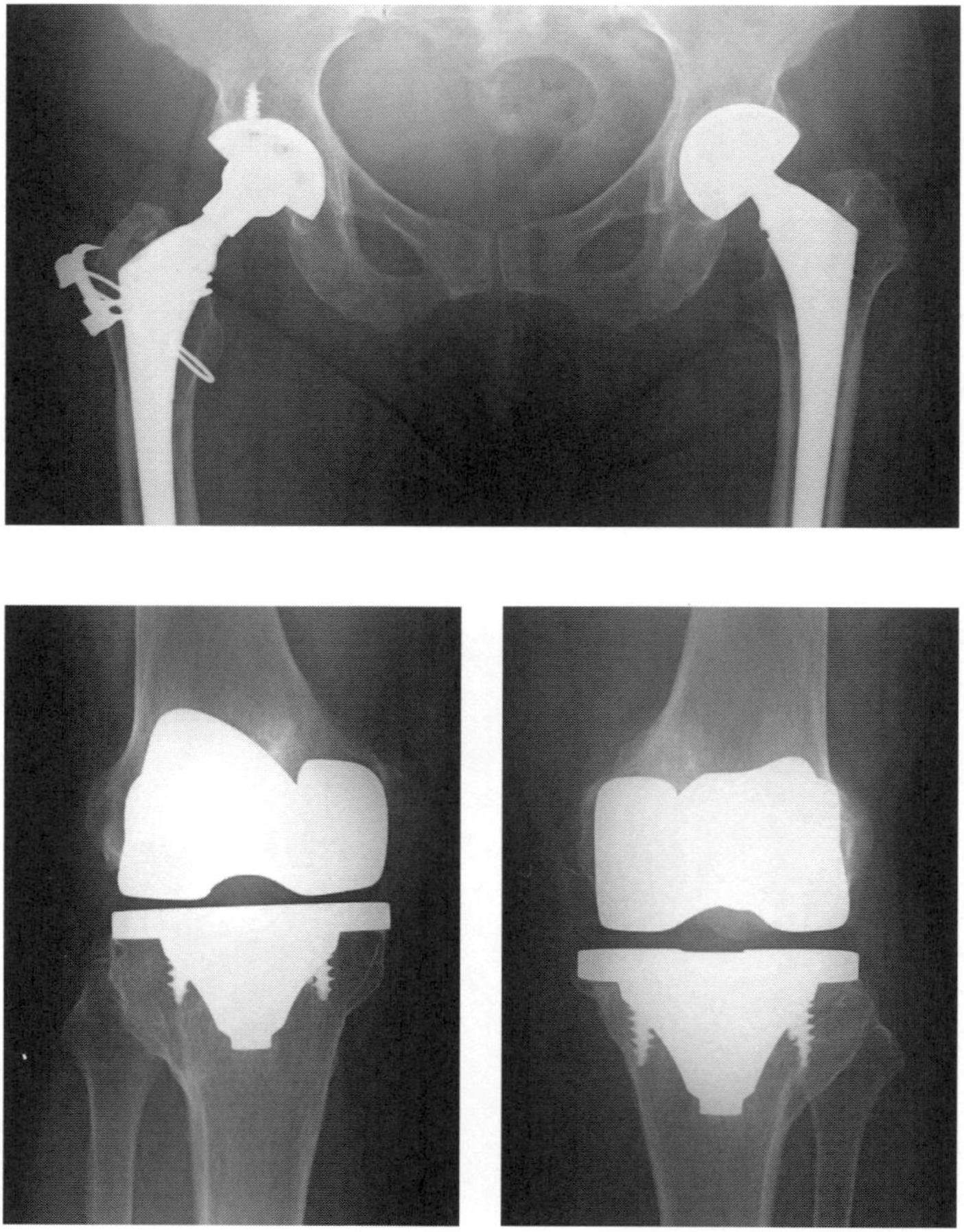

入院時の身長は148・5㎝、体重66・1㎏（BMIは30・0）でした。この方に、1日600キロカロリー食を食べてもらい、起立‐着席運動を熱心に、1日700〜800回されました。87日後、体重は54・0㎏になり（BMIは24・5）、歩行は要監視から自立になりました。膝伸筋力は、右が31㎏から51㎏に、左が38㎏から49㎏になりました（健常者の平均は54・0㎏）。

この方は、肥満の治療と起立‐着席運動により歩行能力を改善されました。退院後も1日700回起立‐着席運動を楽しみながら行っているとのことです。何よりも、不自由なくどこでも出かけられることが最大の喜びとおっしゃっています。

栄養をとらなければ元気にならないというのは間違い

高齢者には栄養不足の方が多いのは事実です。「栄養を十分摂取できるようにしよう」という意見には反対ではありません。しかし健康を回復するために最も必要なことは、栄養ではなく、運動なのです。このことは重要なので強調しておきたいと思います。

「栄養失調の状態でリハビリは無茶」「運動させるには十分な栄養をとってからにすべきだ」と信じている方が多くおられますが、これには根拠がありません（ハーシュバーグ著）。「栄養は元気の元」とは、理解しやすいキャッチフレーズですが、栄養の十分、不十分にかかわらず、運動を行っていると筋力が強くなり、元気になるのです。

厳しい減食療法を行っている時に、一体リハビリはできるか、筋力は強くなるのかと疑問に思っている人は多いはずです。一般に、減食療法を行っている時には筋力も低下すると信じている人は多いです。しかしこれは誤りです。運動している限り、筋力は強くなっていきます。

ここに、1日500キロカロリー食を食べていても、筋力も筋肉の量も増加した事例を紹介します。

症例6　1日500キロカロリー食で肥満の治療をしながらリハビリを行った脳梗塞右片麻痺

Kさん　73歳　女性

某年12月9日に脳梗塞右片麻痺になり、救急病院で治療とリハビリを受け、翌年の1月13日に私の病院へ転院してこられました。身長144cm、体重54・5kgで、麻痺は重度でウェルニッケ失語もありました。座位バランスは良好でしたが、立位不能でした。

膝伸筋力を測定したところ、右10kg（健常者の20％）、左30kg（健常者の59％）でした。

血液検査では、糖尿病があり、ヘモグロビンA1cが8・7、血清アルブミンは3・4g

図3−4
Kさんの500キロカロリー食による体重、筋肉量、脂肪量の変化

Kさんは、500キロカロリー食を73日間続け、体重が6.1kg減り、
筋肉が1.5kg増え、脂肪が7.8kg減った。

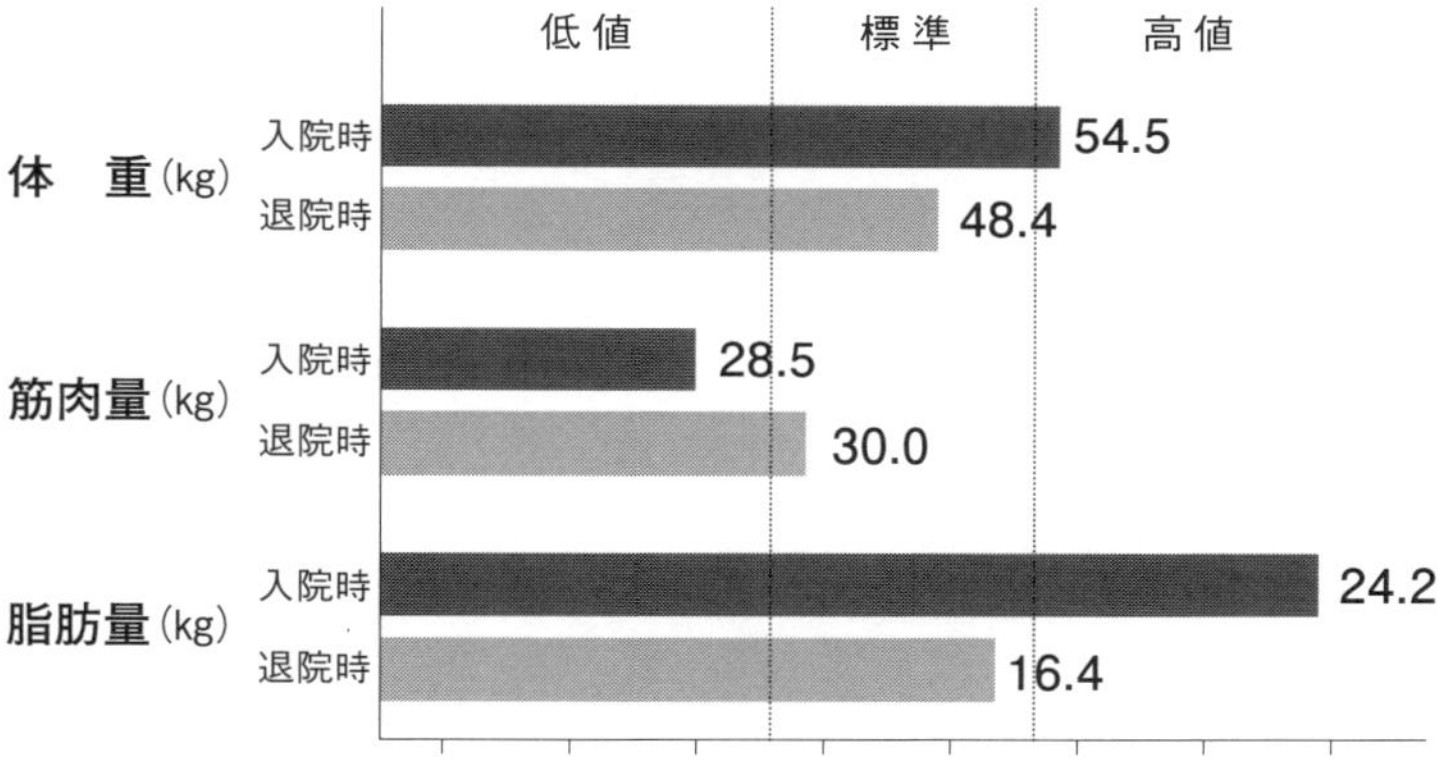

／dℓでした。

肥満が歩行の回復を妨げると考え、１日５００キロカロリー食を処方し、73日間５００キロカロリー食を食べてもらい、起立−着席運動を４００～５００回しました。73日後に体重は48・４kgになり、膝伸筋力は右23kg（健常者の45％）、左51kg（健常者の１００％）になり、歩行不能の状態から監視下歩行ができるようになって、自宅へ退院しました。

興味深いのは、体重が６・１kg減ったのに、筋肉量は28・５kgから30・０kgに増え、脂肪は24・２kgから16・４kgに減ったことです。図３−４はそれを示しています。

退院時の血液検査では、血清アルブミンは4・0g/dℓとむしろ増え、ヘモグロビンA1cは7・5で糖尿病は改善していました。

低カロリー食を食べながらリハビリを行い、筋力も筋肉量も増えた1例です。

REHABILITATION

第 4 章

歩行障害を起こす病気のいろいろ

高齢者に多い「ロコモティブ・シンドローム」

「立ったり座ったりするだけで、歩けるようになる！」と言いますと、そんなに病気が良く治るのかと思われるかもしれませんが、それほど簡単ではありません。

まずたくさんある病気の診断をしっかりつけることが必要です。

「ロコモティブ・シンドローム」という用語をお聞きになったことがあると思います。これは2007年に日本整形外科学会（当時会長は中村耕三東大整形外科教授）が提唱されたもので、「運動器障害によって、立つ、歩くなどの機能が低下した状態」と定義されています。運動器とは、身体を支え、運動を実施する器官を言います。「locomotive（運動器）」と「syndrome（症候群）」からなる言葉で、略して「ロコモ」と言ったりします。日本発の新造語です。これは主に整形外科学会から言われるようになった重要な概念であります。別名「足腰の生活習慣病」とも呼ばれています。

皆さんにとって「メタボリック・シンドローム（メタボ）」という言葉はおなじみだと思います。これは肥満（内臓脂肪型肥満）から、糖尿病、高血圧、脂質異常症などの生活習慣病を起こした状態を指します。あまり自覚症状のないまま悪化するため、知らない間に動脈硬化が進み、心筋梗塞や脳梗塞など命に関わる疾患を起こす危険があるため、社会的にも注目されています。

ロコモもメタボと同じように、自覚症状のないまま進んでしまうのが怖いところです。多少足腰の痛みが気になっても「年のせいだから」と見過ごしている人は多いものです。それがある日突然、ささいな転倒で大きな骨折を起こしてしまい、車椅子や寝たきりになってしまうというケースが珍しくないのです。

国内の推計患者数は４７００万人とされており、40歳以上の男女の5人中４人はロコモあるいは予備軍と推定されています。今、特に足腰に問題を感じていない人も、他人事ではいられません。足腰の国民病と言ってもいいでしょう。

自覚症状がないまま進行するロコモの怖さ

ロコモのもう一つの怖さは、「連鎖」することです。

例えば今、膝関節が少し痛むとします。日常生活にはさほど支障がない程度でも、無意識のうちに膝をかばい、だんだん歩かなくなることはよくあることです。そうすると、脚の筋力も弱くなっていきます。筋肉には骨を周囲から支える役割がありますから、筋力が衰えれば、骨は外力の衝撃に弱くなります。すると、ちょっとしたことで骨折し、その結果、歩けなくなってしまうことにもなりかねません。

このように、関節痛から始まり、筋力低下、そして骨折……と連鎖していき、思いもよらぬ重度の障害になることがあるのがロコモの怖さです。

また年を取ると、肩こりも腰痛も、膝の痛みもある……というように、どこか1箇所だけでなく、身体のあちらこちらが痛むことが少なくありません。一つひとつはそれほど深刻でなくても、それが何箇所もあれば、身体を動かすのがつらくなるものです。

こうして、あまり動かなくなると、やはり筋力が衰え、関節や骨が不安定になり、痛みが増したり骨折しやすくなったりします。これも、ロコモの連鎖であり、怖い点です。

「ロコモ」が重要なのは、「高齢化社会を迎え、運動不足が加わり、体の不自由な人が急速に増えていきますよ」という「警告」にあります。

ロコモは自己チェックでも診断できます。以下の項目で1つでも当てはまるとロコモの疑いがあります。

□片脚立ちで靴下がはけない

□家の中でつまずいたり滑ったりする

□階段を上るのに手すりが必要である
□横断歩道を青信号で渡りきれない
□15分くらい続けて歩けない
□2kg程度の買い物（1ℓの牛乳パック2個程度）を持ち帰るのが困難である
□家の中のやや重い仕事（掃除機の使用、布団の上げ下ろしなど）が困難である

「運動障害」を起こすのは運動器だけでなく、「脳と神経」もあります。つまり、脳、脊髄、脊椎、関節、骨、靭帯、末梢神経、筋肉などの病気が挙げられます。それに心臓病、呼吸不全などから歩きにくくなることもあります。

歩行を障害する病気は無数にありますが、一つひとつの病気で治療法が異なりますので、病気の診断が特に必要です。歩けなくなるのは何か病気のためであって、年のせいで歩けなくなるのではありません。必ず何らかの病気があるもので、その原因を明らかにすることが重要です。

「年のせい」と諦める前に、医療機関で原因をはっきりさせてもらい、適切な治療を受けることをお勧めしたいと思います。

ロコモティブ・シンドロームの診断

ロコモの診断は、かなり専門的になります。高齢者の運動障害の原因は非常に複雑で、病変が1箇所でなく、多くの場合、2つ以上の病気を持っている方が多いからです。高齢者の特徴は、多数の疾患と言われますが、1人の患者さんが多数の病気を抱えているのです。整形外科、内科、神経内科、脳神経外科、リハビリテーション科などが総合的に検討を要する場合もあります。

したがって医師も緊張して、一つひとつの病気をていねいに診察し、診断を確かなものにしていかなければなりません。整形外科疾患、神経内科疾患、内科疾患などを、しっかり診断しなければなりません。

診断学では、以下のことがポイントになります。

病歴

①**まず病歴を詳しく聴取することが重要です。**一般に、高齢者の病歴は長いことが多いです。高齢者ですから、混乱して正確に述べることが困難なこともあります。その時には、

周囲の人からも情報を得る必要があります。

②いつまで元気であったかの情報は特に大切です。そして何年、何ヶ月前から歩行障害、膝痛、腰痛、物忘れなどが始まったかを聴取します。

③発病は徐々に生じたか、急に起こったかが大切です。急に起こる病気として、血管性や炎症性の病気があります。徐々に進行するのは変性疾患という原因不明の病気や老化などがあります。

④どのような障害が、どのような順序で起こったかも大切です。痛み、歩行障害、転倒の有無、言語障害、嚥下障害、物忘れ、尿失禁、ふるえなどが、いつから、どのように起こったかを聞きます。

⑤運動器だけでなく、心臓病、呼吸器疾患、内分泌疾患などのために運動障害になっていることもあります。

⑥家の構造や、家の周囲のことも聞きます。トイレは洋式か、浴室や玄関に手すりがあるか、家の中に段差が多いか、家が坂の多い山の上か、交通量の多い道のそばかなどです。

⑦家族構成も聞きます。介助者がいるか、介助者の能力は十分かなどです。

診察

診察では、全身の内科的病気、栄養状態、記銘力、意欲、姿勢、痛みの部位、関節変形、不随意運動、筋萎縮、筋トーヌス（筋緊張のこと）、筋力、腱反射（ハンマーで叩いて得られる反射）、感覚、自律神経反射、尿意や便意の有無、ベッド上動作が不自由か、歩行障害のタイプなどを診ます。

筋トーヌスが高く腱反射が亢進していれば、脳か脊髄の病気を疑います。筋トーヌスの亢進だけで腱反射が亢進していなければパーキンソン病などの脳変性疾患を考えます。腱反射が低下していれば末梢神経の病気です。

筋萎縮が著明であれば、末梢神経病変を疑います。

感覚障害のタイプにより、脳、脊髄、末梢神経の病気がわかります。例えば、身体の一側であれば脳病変を考えます。

節性に（帯状に）筋力低下や感覚障害があると、脊髄病変や神経根の病気を疑います。

関節の変形や痛みがあれば、関節疾患を疑います。

神経症状が少ないのに筋力低下が顕著であれば、廃用性筋力低下かミオパチー（筋肉疾患）を疑います。

痛みを生じている箇所が関節か、筋肉か、皮膚のどの部位かを詳しく診察します。

脊椎や関節のレントゲン検査、脊椎や関節のＭＲＩ、ＣＴなどは非常に有用な情報を与えてくれます。

筋電図検査や神経伝導速度も大切です。

高齢者では、脳、脊髄、末梢神経、筋肉、脊柱、椎間板、各関節の病変が高頻度で現れ、1人の患者さんがいくつもの病気を背負っています。それぞれがどの程度の臨床症状を起こしているかを、ＭＲＩなどの画像診断とは別に、慎重に、総合的に評価することが大切です。

ロコモの治療

ロコモの原因となる多くの病気の治療で、共通していることがあります。
①リハビリ（特に起立－着席運動）はすべての病気で有効で大切だということ。
②1日最低2時間、できれば3時間のリハビリを行う必要があります。起立－着席運動が優れているのは、運動の強さ（メッツ）が比較的高い上に、長時間の運動ができ、運動の量（エクササイズ）を多くしやすいからです。
③そのためには、痛みを十分コントロールしなければなりません。痛みをコントロールしないでリハビリは決してできません。

ロコモを起こすさまざまな病気

以下に、ロコモを起こす主なものを述べましょう。ロコモには多数の病気があると述べましたが、実は、次に述べる疾患が大多数を占めているのです。

・脊椎疾患（骨粗鬆症、脊椎骨折、変形性脊椎症、脊柱管狭窄症など）
・関節疾患（変形性膝関節症、大腿骨頸部骨折、変形性股関節症、関節リウマチなど）
・末梢神経炎（ニューロパチー、しびれ感、麻痺）
・筋肉疾患（廃用性萎縮、、サルコペニア）
・脳疾患（パーキンソン病、脳梗塞など）
・脊髄疾患
・肥満

以下にそのいくつかについて解説します。

骨粗鬆症

これは、「骨強度が低下したために骨折しやすくなった状態」と定義されています。高度に進みますと、骨がスカスカになり、骨折しやすくなります。骨折で多いのは、「脊椎圧迫骨折」と「大腿骨頸部骨折」です。

原因は、加齢、女性ホルモンの枯渇、運動不足、臥床、ステロイドホルモン内服など多数あって、本態は不明のところもあります。しかし運動不足が原因の一つに挙げられていることは重要なことです。

治療としては、次の３つが挙げられています。

①カルシウム摂取
②日光浴
③運動

それに最近は、ビスホスホネートという薬物があります。欧米では、１９９０年頃から多くの住民が服用するようになり、同時に、大腿骨頸部骨折が減少している事実が知られています。

我が国でも、最近ビスホスホネートを服用する人が増えていますので、今後、骨折患者は減少することが予想されます。

骨粗鬆症には、予防にも治療にも、「運動」が必要であることは確認されています。どんな病気をしても安静期間を短くして、早期離床を勧めたいと思います。

脊椎圧迫骨折

脊椎とは、いわゆる背骨のことで、胸椎や腰椎と呼ばれる小さな円柱の骨が連なって構成されています。胸椎は12個、腰椎は5個あります。脊椎圧迫骨折は、骨粗鬆症になった結果、まるで上から踏まれた空き缶のようにつぶれて起こるものです。転倒などの外傷で生じる場合もありますが、大した怪我がなくても起こることがあります（図4－1）。

痛みが強くて体動が困難なこともありますし、軽くて日常生活に支障のないこともあります。

治療は、専門家によって非常に異なり、「2週間の安静が必要」という考えから、「コルセットをつけ、解熱鎮痛剤を用いて動くべき。安静は避けるべき」という考えまであります。私は、どちらかと言うと後者の意見に近い立場です。２週間安静を取ると、大抵は寝たきりになってしまいます。安静を取りすぎて寝たきりになった方が、今でもたくさんおられます。

痛み止めを用いて、できるだけ通常の生活動作を続けたほうが、良い結果が得られると思っています。

とは言っても、身動きできないほど痛みの強い方もおられます。**そういう方には、コルセットをして臥床させながら、腕と脚の運動をさせるのです。**

これは、安静と運動の両立ということですから、並大抵のことではありません。しかし

図4−1
第12胸椎圧迫骨折のX線写真

83歳男性で、
転倒しないのに発症し、腰痛を訴えた。
鎮痛剤を投与し、
安静にしないで治癒した。

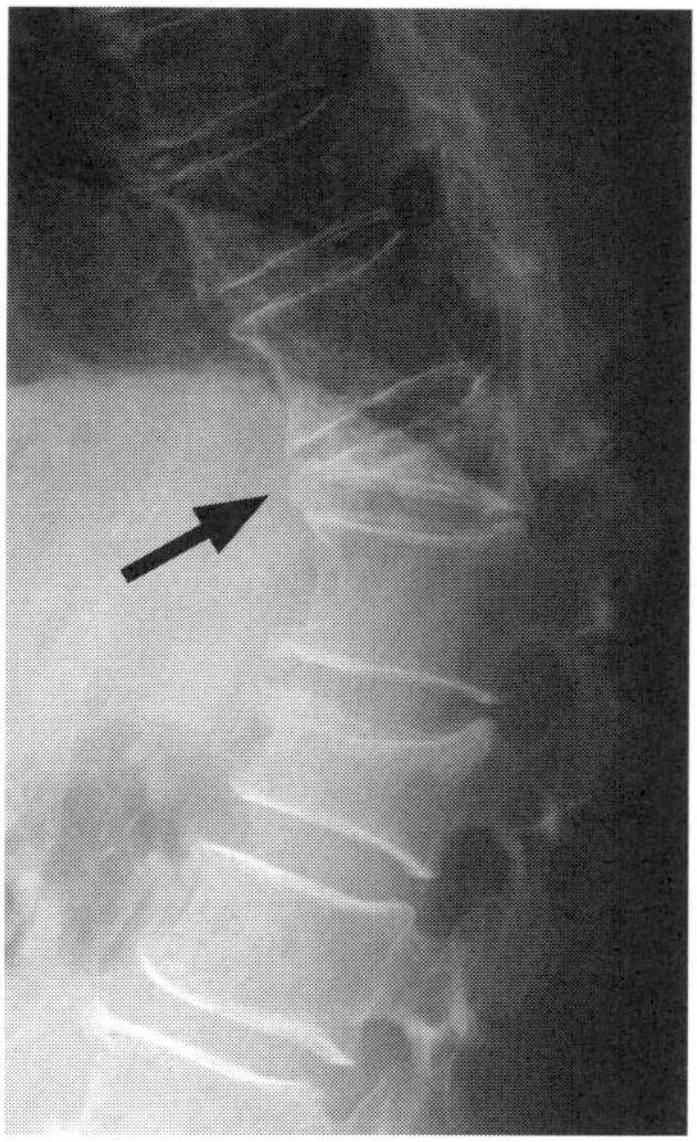

必要なことです。

ここで症例を紹介します。痛みが長期間続いた第12胸椎と第1腰椎の圧迫骨折の症例で、この方には整形外科医・山口司先生の指導を得ながら治療しました。

症例7　Nさん　77歳　男性

61歳の時に脳出血による左片麻痺になりましたが、短下肢装具と杖を使って歩くことはできている方でした。ADLに関しては、入浴と更衣に減点があり、100点満点中90点でした。

その方が77歳の4月30日に転倒して、腰を強打しました。自宅で安静にしていましたが、痛みが強いために5月2日にC病院へ入院しました。4日目（5月3日）からリハビリが行われ、5月6日から起立－着席運動を受けましたが、痛みのためにできませんでした。ジクロフェナック座薬を処方されましたが、痛みが治まらず、5月29日（骨折後30日目）に当院へ転院してこられました。

転院時には、左片麻痺と右下肢の廃用性筋力低下がありました。MRIとX線写で第12胸椎と第1腰椎に圧迫骨折があることを確認しました。

我々の病院でも、前の病院のように安静を避けるため、45度斜面台に立たせて膝の屈伸をしたり、スクワットを行ったりしました。しかしそれができないくらい痛みが強くありました。

骨折から53日目となる6月21日、腰椎のX線写真を臥位と座位で見ると、第12胸椎と第1腰椎の高さが臥位で30㎜、座位で23㎜と、座位になると潰れていることがわかりました（図4－2）。

そこで6月22日より座位になることを避け、臥位のまま下肢の膝伸展挙上運動（膝伸筋強化）500回と股外転筋強化900回を行いました。7月19日（骨折後81日目）のX線写真で、第12胸椎と第1腰椎が座位でも30㎜と潰れていないことを確かめることができました（図4－3）。

7月19日から再び45度斜面台に立たせて膝屈伸を1日1800～2000回行いました。8月19日（骨折後112日目）から起立－着席運動を再開し、500回行いました。その時には下肢筋力は維持できていたので、すぐに歩くことができ、階段訓練もできて、9月1日平地歩行も自立し、9月9日（骨折後133日目）に自宅へ退院されました。

脊椎圧迫骨折では、原則的に安静にしないで、コルセットを装着し、鎮痛剤で痛みを抑えながら運動を進める治療が多いのですが、この例のように骨折した部位が不安定で痛み

図4−2

Nさんの第12胸椎と第1腰椎の圧迫骨折（53日目の状態）

4月30日に転倒して2カ所で脊椎圧迫骨折を起こした。これは6月21日のX線写真で、座位になると椎体が潰れていることを示している。左は背臥位、右は座位で撮影。

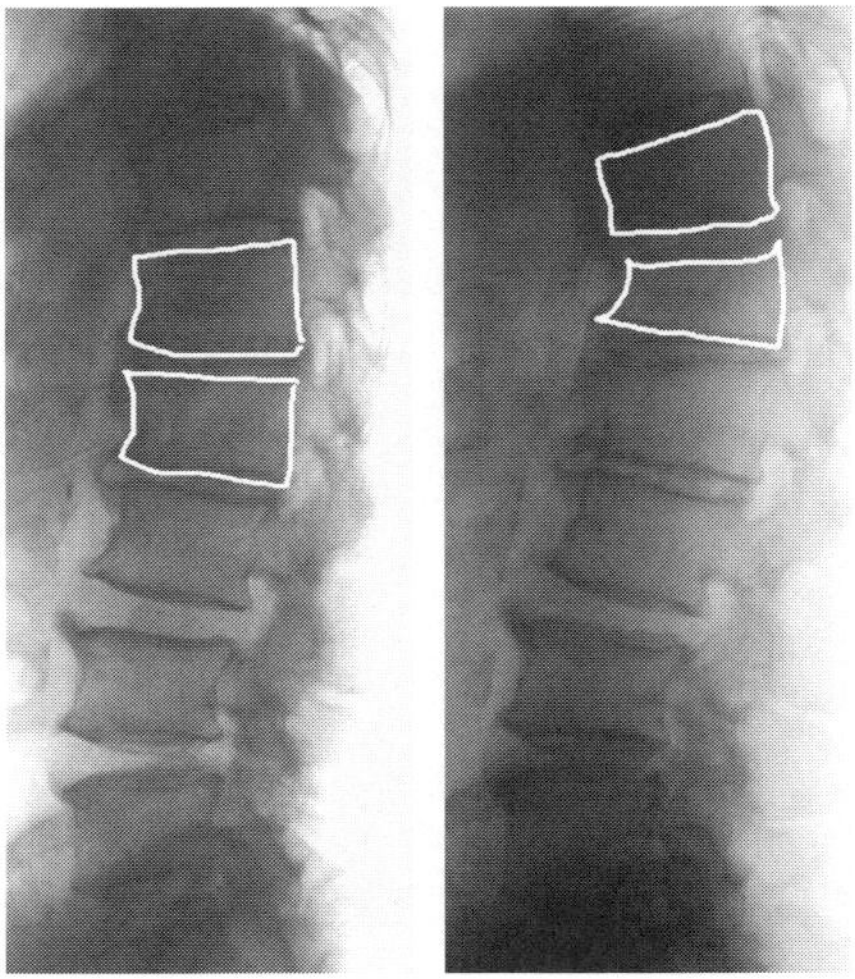

図4−3

Nさんの骨折から81日目の状態

7月19日のX線写真。約4週間の安静の結果、座位になっても椎体は潰れなくなり、痛みは消失した。左は背臥位、右は座位で撮ったX線写真。

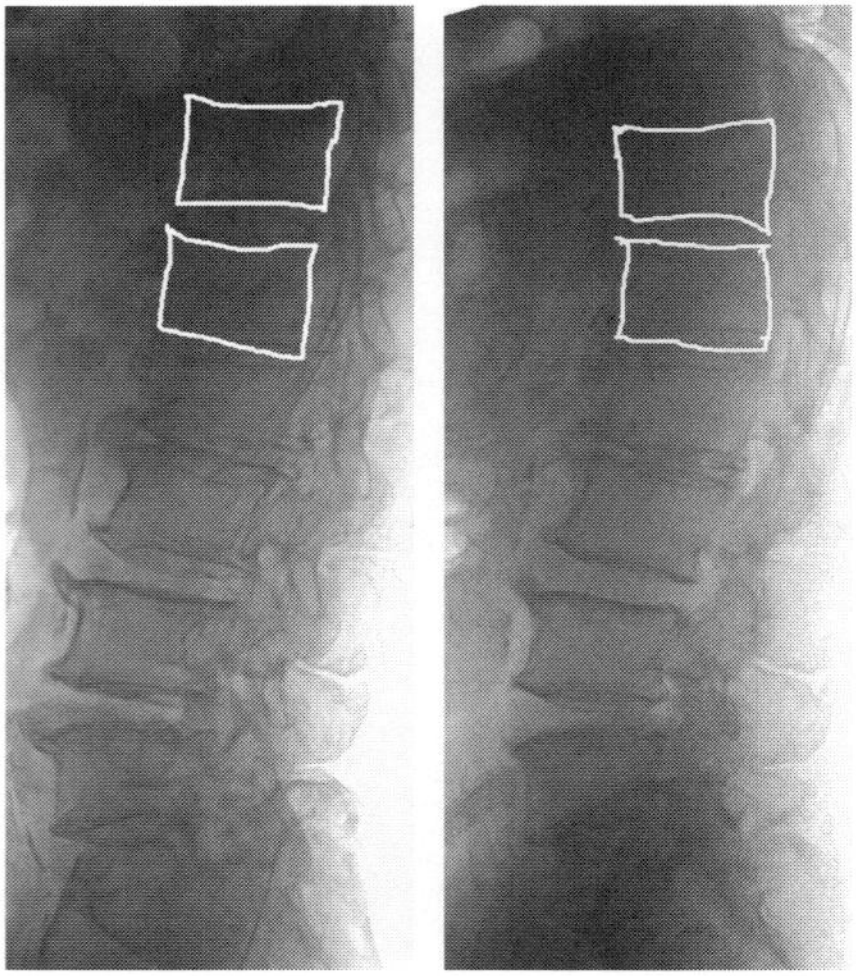

が強い時は、４ヶ月以上の治療期間を要した例もありました。

第12胸椎と第1腰椎の2箇所で圧迫骨折を起こし、不安定で、座位になると骨折した椎体がつぶれて低くなり、痛みが強かったので、安定・固定されるまで臥床させざるを得ませんでした。

その間、下肢筋に廃用が起こらないように、臥位のまま強力なリハビリを行う必要がありました。この強力なリハビリの仕方も述べました。

このように、脊椎圧迫骨折では、1例1例で治療・リハビリが異なることをご理解ください。

脊髄傷害を伴う脊椎圧迫骨折

脊椎圧迫骨折で怖いのは、時々脊椎骨のすぐ後ろにある脊髄に傷害を起こすことです。脊髄症状には、①対麻痺（両側の下肢が麻痺すること）、②両側の感覚障害、③排尿障害の3つがあります。軽度のこともあり、注意深く観察して初めて見つかることも少なくありません。

診断には、脊椎ＭＲＩが強力な武器です。1例を紹介します。

症例8

Nさん　67歳　女性

40歳からパーキンソン病で歩行障害がありました。67歳のある日、転倒して腰痛で動けなくなったため、1ヶ月後に入院してこられました。第1腰椎に圧迫骨折があり、痛みはそのためでした。鎮痛剤を投与してリハビリを行い、歩行能力は徐々に回復していました。

ところが、尿閉が起こり、脊髄傷害が合併していることが1ヶ月後にわかりました。腰椎MRIで、初期には脊髄圧迫はなかったのに、1ヶ月後に脊髄圧迫所見がわかりました（図4－4）。産業医科大学脳神経外科の西澤茂教授に手術していただき、回復しました。

図4-4　Nさんの脊髄症を起こした第1腰椎圧迫骨折

左は脊髄症状のない時。
右は1ヶ月後に脊髄症状を起こし、脊髄圧迫所見が見られる。

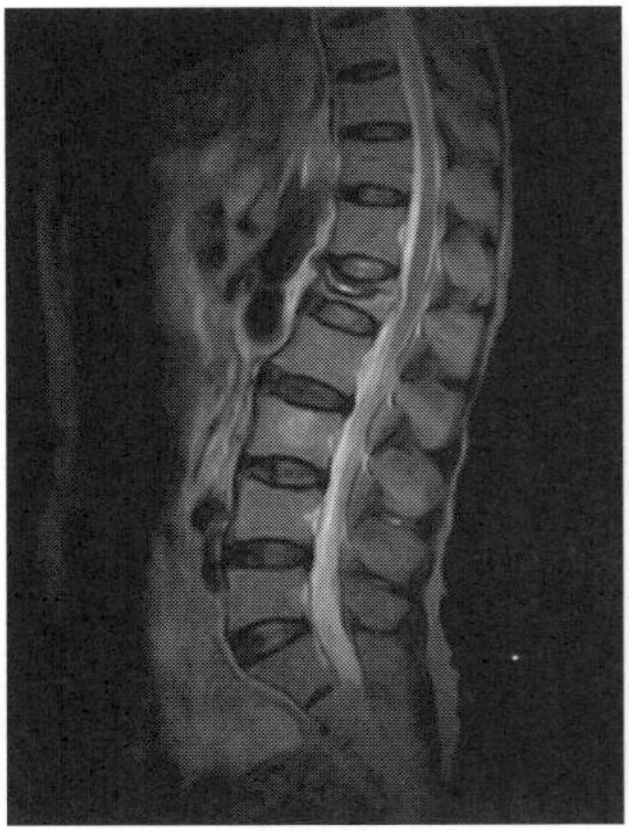

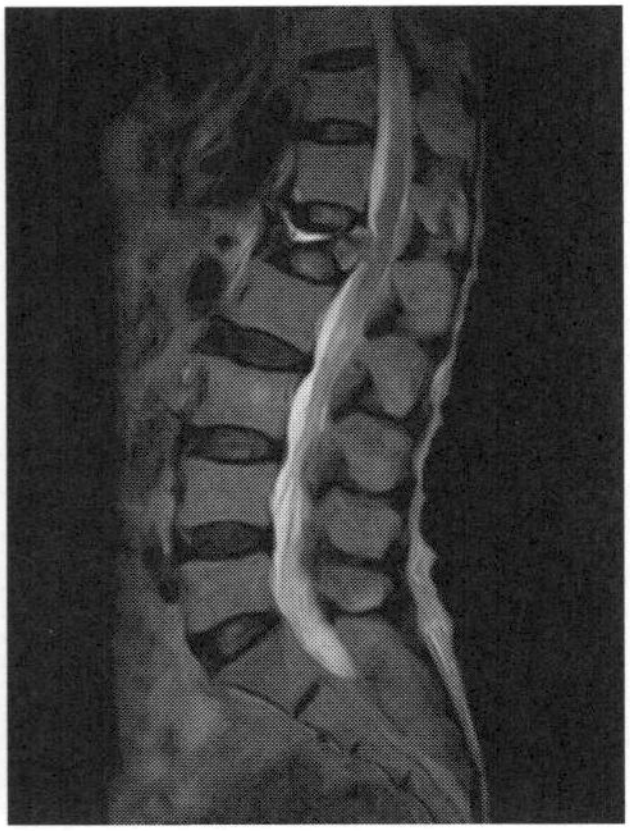

このような脊髄圧迫症状は比較的稀なものです。脊髄症状を起こすことは避けなければなりませんが、それを怖れて、リハビリを遅らせてはいけないと思います。

変形性膝関節症

膝関節は、体重を乗せて動く関節ですから、負担がかかり、半月板が損傷され、骨の変形、腫れ、熱感、それに発赤が起こります。

膝の痛みを訴える人は非常に多く、そのほとんどが変形性膝関節症です。整形外科だけでなく、内科でも湿布などの外用薬を処方されている方は多いと思われます。非常に多い病気で、80歳以上の女性の80％が膝の痛みを訴えると言われています。X線写真を撮ると、113ページの図3－1のように、関節間隙が狭くなり、関節面に硬化像が見られます。同一年齢の正常者の膝関節X線写真（113ページの図3－2）と比べれば一目瞭然です。

治療は、解熱鎮痛剤の内服薬、座薬、皮膚塗布剤、湿布、あるいはヒアルロン酸の関節内注射、ステロイドの関節外注射、O脚を予防する外側喫状足底板、膝装具など、いろいろ組み合わせて行います。重度になると、外科的人工関節置換術が行われ、痛みには非常に効果的です。

リハビリとしては、膝伸筋と股関節外転筋の強化です。次ページの図4－5のように、椅子に座った姿勢で、右足首を頭方向に曲げて右膝を力一杯伸ばし、5秒間保ちます。次に左側でも同じような運動をして5秒間維持します。また右膝を5秒間伸ばし、次に左膝を5秒間伸ばします。このように右と左を交互に伸ばすことによって、膝伸筋を強くします。10分間行うと60回、15分間行うと90回できます。膝伸筋を強くする方法に、臥位で行う「膝伸展挙上」があります。仰向けに寝て、膝を力一杯伸ばし、左右交互に行います（図4－6）。

股関節外転筋強化は、横に寝た姿勢で、上の脚を挙上する運動です。5秒間上げたままに維持し、下ろします。5秒間休んでまた同じ運動を繰り返します。

起立‐着席運動も膝伸筋を強くする良い運動です。膝に過剰な負担になるのではないかと心配する方もいらっしゃいますが、両足に同時に体重をかけるので、両膝の負担は軽くなり、通常は問題ありません。

しかし、膝関節に痛みを生じることが時々あるのも事実です。この時には、高いシートから起立‐着席運動を行うようにします。または起立‐着席運動を避け、前に述べた膝伸展下肢挙上運動（図4－5・4－6）を行います。痛みが治れば、また起立‐着席運動を始めます。

図4-5　変形性膝関節症のリハビリ：座位で行う膝伸筋の強化法

右膝を力一杯伸ばし、足首を背屈して5秒間保つ。
次に左膝で同じ運動を5秒間行う。これを交互に繰り返す。10分で60回できる。

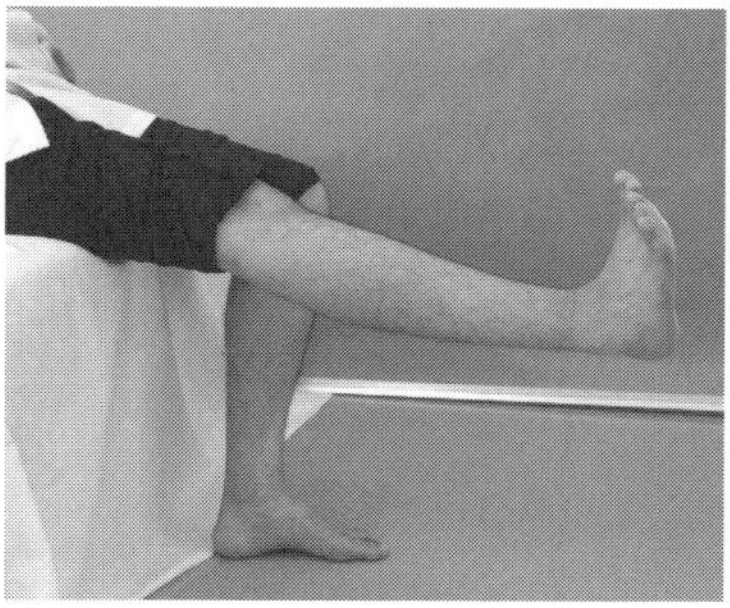

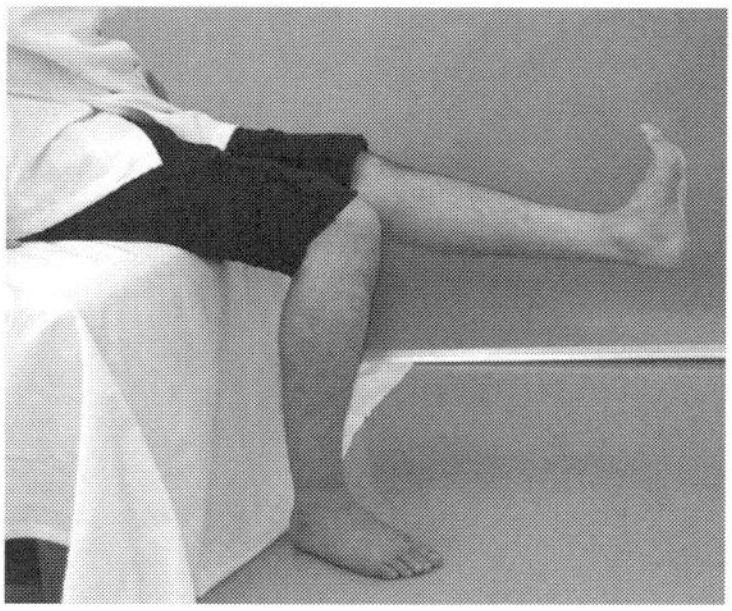

図4-6　変形性膝関節症のリハビリ：臥位で行う膝伸筋の強化法

右足を背屈して30㎝挙上し、膝を力一杯伸ばして5秒間保つ。
次に左足で同じ運動を行い、これを左右交互に行う。10分行う。

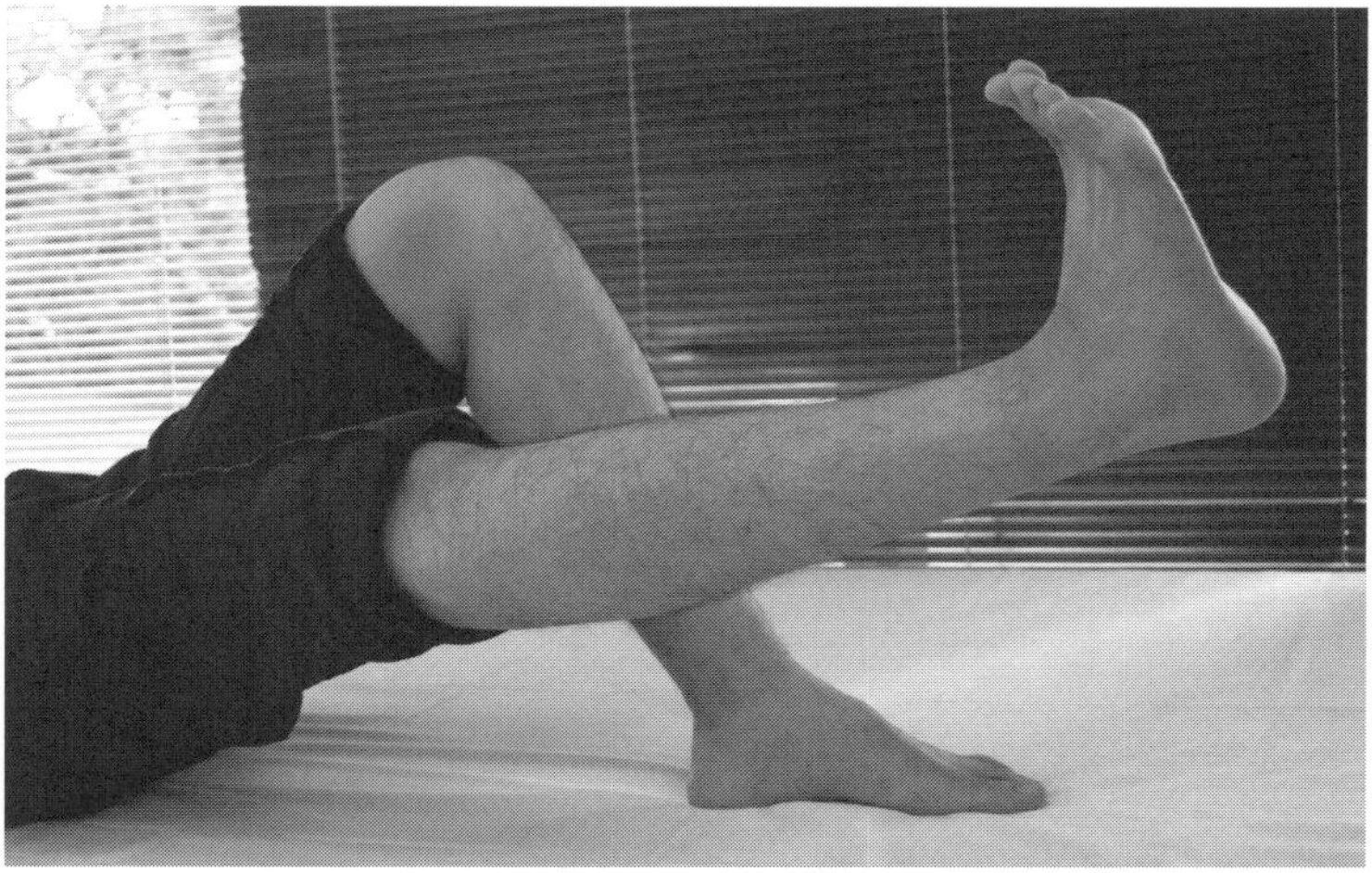

肥満の治療も非常に重要です。このことは第3章ですでに述べました（112ページ症例4）。膝痛のため、歩行が障害されると、運動不足になります。そのためますます体重が増え、肥満してきます。すると、ますます運動不足になって雪だるま式に悪くなっていき、遂には歩けなくなる人もいます。

全身の筋力低下が進み、「サルコペニア」になっている方もいます。また脚の筋肉は細くても、腹部や腰回りに脂肪が沈着して「サルコペニア肥満」の方もおられます。

腰部脊柱管狭窄症

身体の要である脊柱の中には、脊柱管と呼ばれる縦に長い空間があり、第1腰椎の高さまで脊髄があります。それ以下では馬尾神経、脊髄神経となって椎間孔を通って脊柱管から出ています。

若い時には脊柱管も椎間孔も広く、神経を圧迫することはありませんが、年齢とともに狭くなり、神経を圧迫して下肢の痛みやしびれを生じ、循環不全を起こし、運動麻痺を起こしたりします。これが「脊柱管狭窄症」です。脊柱には、狭窄症以外に「椎間板ヘルニア」「黄色靭帯肥厚症」「脊椎すべり症」「側弯症」などが加わって症状を出やすくし、ま

図4-7 脊柱管狭窄症のリハビリ

仰向けになって、両手で膝を抱える。

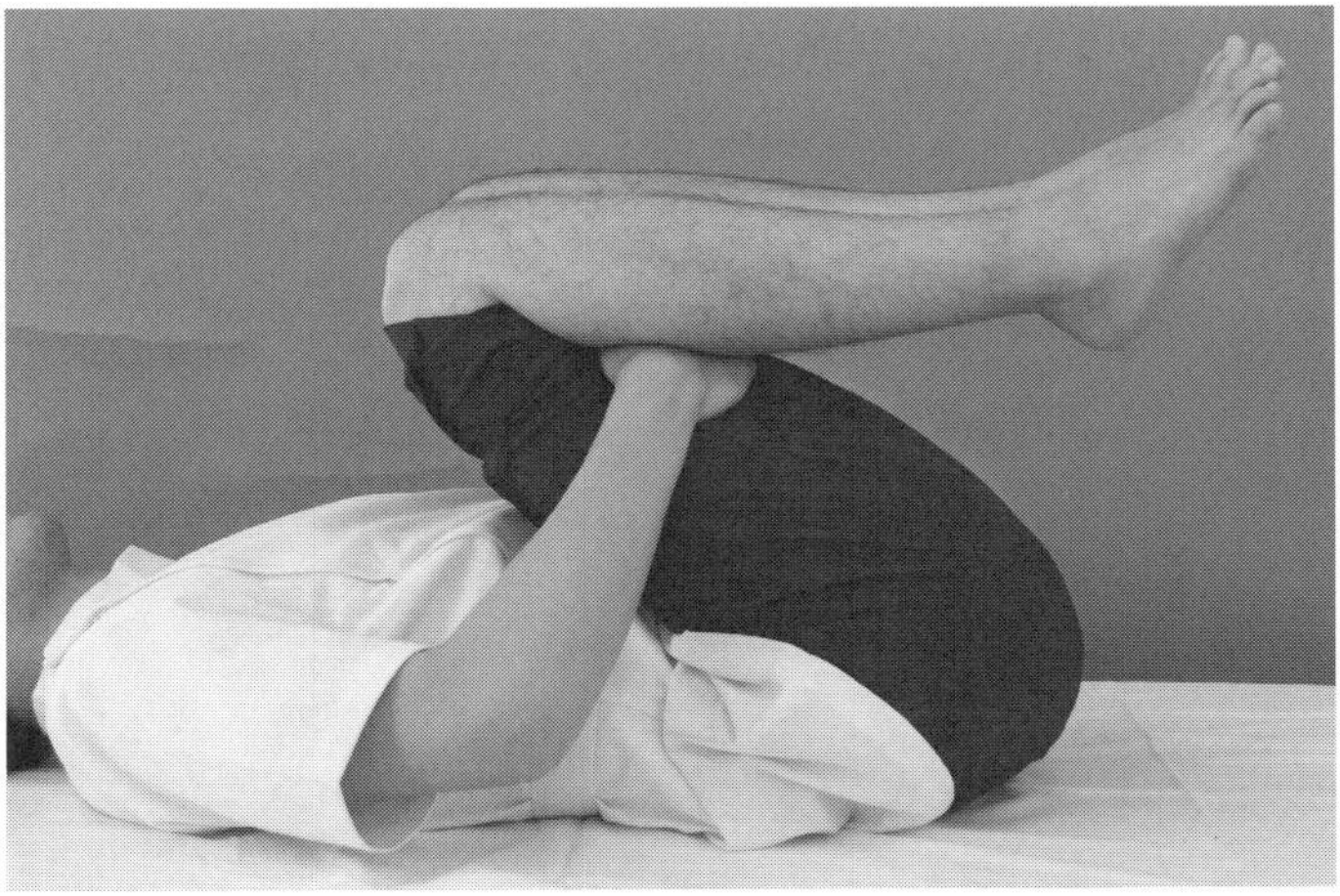

た治療をより困難にします。

腰部脊柱管狭窄症の典型的な症状の一つに、「間欠跛行」があります。歩きはじめ、立ちはじめには症状がありませんが、数分経つと、下肢にしびれや痛みが生じます。そして前かがみに休んでいると症状がなくなり、また立ったり歩いたりできるようになります。この間欠跛行は、この病気の診断にはとても大切な症状です。

治療は、解熱鎮痛剤、末梢血管拡張剤、神経性疼痛に有効なプレガバリンなどがあります。

リハビリとして、膝を抱え込み背中を丸くする運動がしびれに有効です(図4－7)。筋力が弱くなることが多いので、起立‐着席運動も重要です。また肥満の治療も大切です。

1例を紹介します。

症例9　Mさん　82歳　女性

この方は、80歳の時に両膝痛で歩けなくなって入院し、体重を70kgから65kgに減らして起立‐着席運動をしていたら屋外も歩けるようになった方です。82歳の時にまた歩けなくなって入院されました。今回は、3ヶ月前から腰痛、下肢のしびれがひどくなり、立った状態で炊事ができなくなり、トイレに行くのも困難になりました。整形外科で治療を受けていましたが、改善せずに今回、当院へ入院されました。

入院してMRIや神経伝導速度などで精密検査をしたところ、腰椎2／3、3／4、4／5、第5腰椎／仙骨の腰部脊柱管狭窄症による腰痛が主と思われました（図4‐8）。それ以外に頸部脊髄症が少しあり、変形性膝関節症、肥満（身長145cm、体重59kg）もあり、尿失禁も加わり、歩行障害の原因は複雑でした。

入院して、1日500キロカロリー食にしたところ、48日間の入院で、体重が59kgから50kgになりました。起立‐着席運動は腰痛症のため、初めはできなかったので、膝伸展下肢挙上（149ページ図4‐5・4‐6）、ブリッジ、うつ伏せで股伸筋強化などを行い、22

図4−8　Mさんの腰椎のMRI所見

右は、腰椎2/3、3/4、4/5、5/仙骨で椎間板突出、黄靭帯肥厚などもあり、脊椎管は数珠状で狭くなっている。左は、比較のために提示したほぼ正常像。

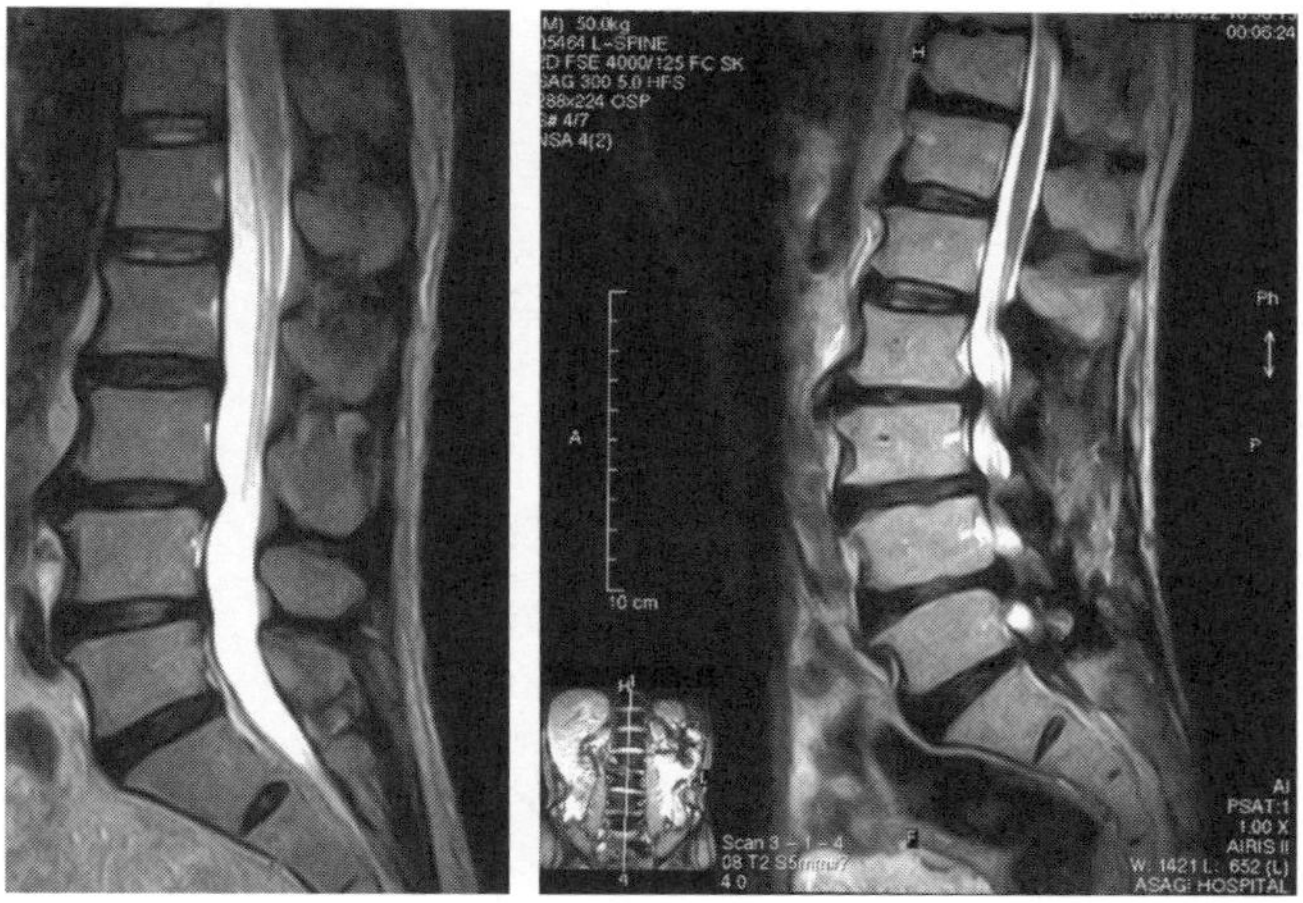

日目から起立‐着席運動ができるようになり、1日300回行いました。膝伸筋力は入院時に右29kg、左33kgだったのが、60日後に右45kg、左44kgと強くなり、ついに歩行は自立になったのです。80歳代前半女性健常者の膝伸筋力は45kgですから、健常者と同じ値に回復したことになります。

腰痛に対し、種々鎮痛剤、局所麻酔剤の注射、湿布などあらゆる方法を試みました。しかし、起立‐着席運動による下肢筋力強化と体重減少とが最も有効と思われました。歩行は改善し、10m歩行のスピードも20秒から10秒（時速3・6㎞に相当する）になりました。

脊柱管狭窄症の治療は一般に困難ですので、ありとあらゆる治療を組み合わせて行っています。

大腿骨頸部骨折

高齢者が転んで急に歩けなくなる場合は、まず大腿骨頸部骨折を起こしています。転倒と言っても、子どもが走り回って派手に転ぶようなイメージではなく、例えばベッドからずり落ちたり、ちょっとした段差につまずき、うずくまるなど、傍から見ると「その程度で?」と驚くくらい軽い衝撃で、発症していることがあります。骨粗鬆症があるためでしょう。

この骨折では、4割もの人が寝たきりになるというデータもあり、寝たきりになる原因疾患として、重要視されています。

しかし骨折後、早期に手術を受け、手術の直後から十分なリハビリを行うと、骨折前の歩行機能を回復できるのです。寝たきりになることは決してない、してはいけない外傷と言えます。つまり、骨折後の治療が回復のカギを握っているという点で、非常に重要な疾患です。

大まかに分類しますと、内側型（大腿骨頸部骨折）と外側型（転子部骨折、転子下骨折）に分かれます。そして、前者には人工骨頭置換術が行われ、後者には骨接合術が行われることが多いです。

しかし術後のリハビリは両者でそれほど異ならず、非骨折側の下肢を強化すること、次いで骨折側の下肢筋力回復に力点を置いて治療します。骨折側には体重をかけてよいか否かが問題になりますが、これは手術者の指示通りにすればよいことです。しかし一般には、人工骨頭置換術では術後すぐから体重をかけられますし、骨接合術でも、術後早期から体重をかけてよいと言われています。

人工骨頭置換術では、脱臼を避けるため、内転・内旋をしないなどの注意が必要です。早期リハビリの必要性については、第1章で挙げた非骨折側の膝伸筋の筋力が3週後に40％になっている事実からご理解いただけるでしょう（42ページ図1－3）。ともかく、骨折を起こす前の状態を回復するためには、早期手術と強力なリハビリが最も重要であることを強調しておきます。

そしてリハビリとは、起立－着席運動、松葉杖歩行、歩行器歩行などがありますが、共通しているのは非骨折側下肢筋力の強化です。

この病気で興味深いのは、治療日数が日本と欧米で非常に違うことです。我が国では、骨折後3～5日目に手術され、急性期病院で2～4週間の入院治療を受けます。そして回復期リハビリ病院へ転院するのですが、ここで2～3ヶ月間のリハビリを受けて退院するのが一般的です。

ところが欧米では、入院後24時間以内の手術が強調され、手術直後からの強力なリハビリが重視されています。そのためか、病院での治療日数が10日前後なのです。つまり日本と欧米では、約10倍の差があることになります。

あまりに極端な違いで、誤解があるのではないかと不審に思う方もおられるでしょう。そこで、米国を旅行中に骨折し、旅行日誌から治療経過が確実である1例（女性）を紹介しましょう。

症例10　Hさん　71歳　女性

この方は71歳の時に脳出血による右片麻痺で当院へ入院された方です。これまで69歳の時に左大腿骨頸部骨折、70歳の時に右大腿骨転子部骨折を起こしていました。69歳の時の骨折は、米国旅行中に起こされたので、旅行日記にその詳細が記録されていました。

1999年某日午後8時、ロサンゼルスを旅行中に転倒して左大腿骨頸部骨折を起こし、

図4-9　Hさんの股関節骨折

69歳で左大腿骨頸部骨折を米国旅行中に起こし、人工骨頭置換術後、6日目に自宅へ退院した。70歳で右大腿骨転子部骨折を起こし、日本で骨接合術を受けた。71歳で脳出血右不全麻痺を起こして入院した。

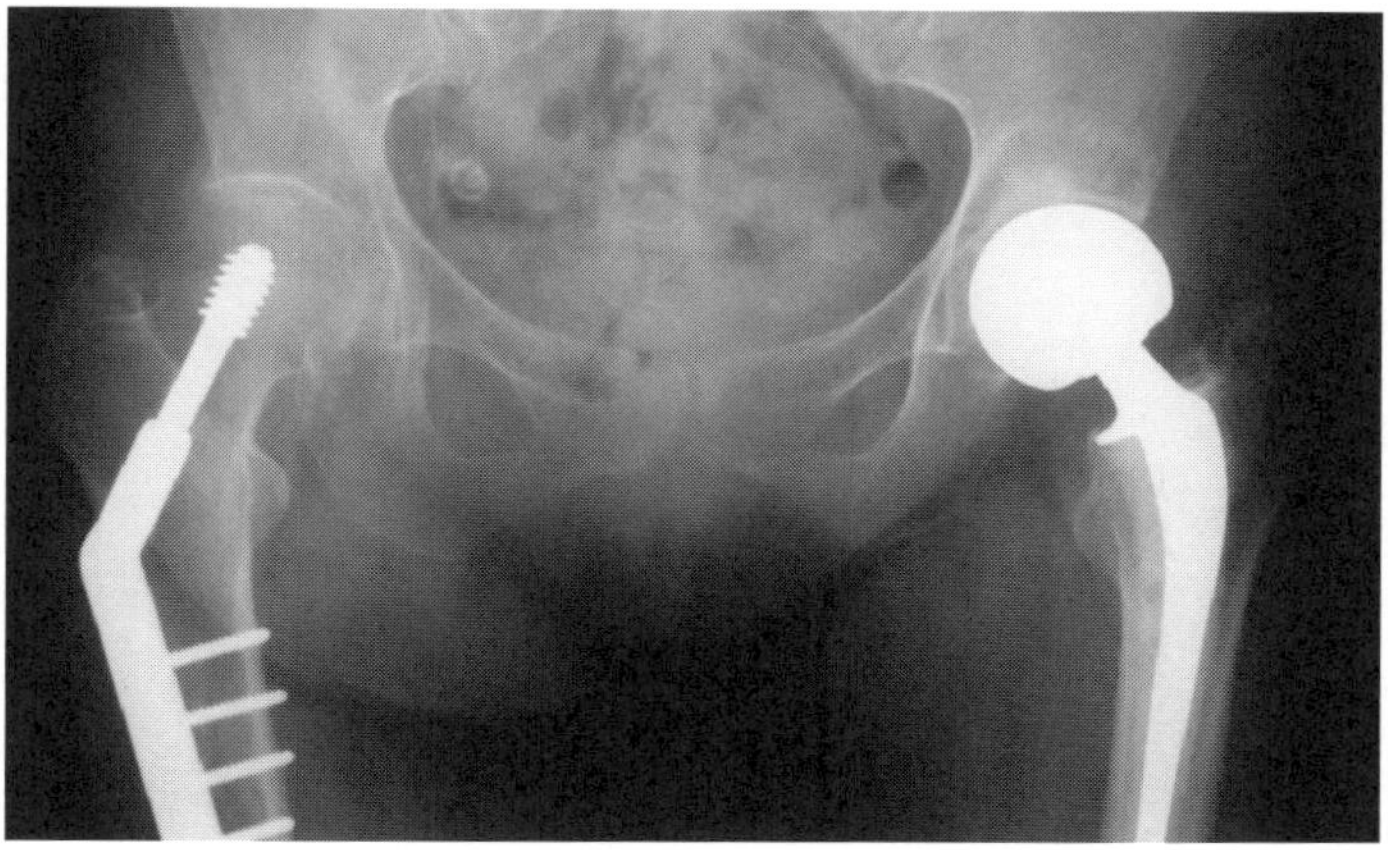

カルフォルニア大学ロサンゼルス大学病院へ入院、翌日午後2時、人工骨頭置換術がされました。手術の翌日から立って歩かされ、毎日歩行訓練、起立訓練がなされ、5日目には階段訓練に進み、6日目に滞在先の娘宅へ退院させられたとあります。その後、理学療法士が滞在先へ出張してきてくれて歩行訓練を受け、自立したそうです。

図4－9は、左股関節の人工骨頭置換術を米国で受け、右大腿骨転子部骨折接合術を日本で受けたものです。

この例のように、米国では手術後6日目に自宅へ退院した症例があるのは事実です。

頸部脊髄症

高齢者の歩行障害を起こす病気の一つに頸部脊髄症があります。これは結構多く見られる病気です。

病歴で、手のしびれ、肩の痛み、歩きにくいなど、手と脚の症状があるのが特徴です。筋力テストをして、下肢だけでなく上肢にも筋力低下があること、腱反射が上肢と下肢の両方で亢進していること、また、上肢・手にしびれがあることなどが診断のきっかけになります。

頸椎の牽引を行うことや安静で症状が軽快することがよくあります。外科的に除圧を行うこともあります。症例を紹介しましょう。

症例11　Iさん　75歳　男性

10ヶ月前から肩こりが出て、歩きにくくなったという方で、3ヶ月前から両手もしびれ出して、自動車のハンドルが握れなくなり、衣服の着脱も困難になったために来院されました。

図4−10 Iさん（頸椎管狭窄症）の術前・術後の状態

頸椎管狭窄症による脊髄圧迫（左）と術後に圧迫が除去されているところ（右）。

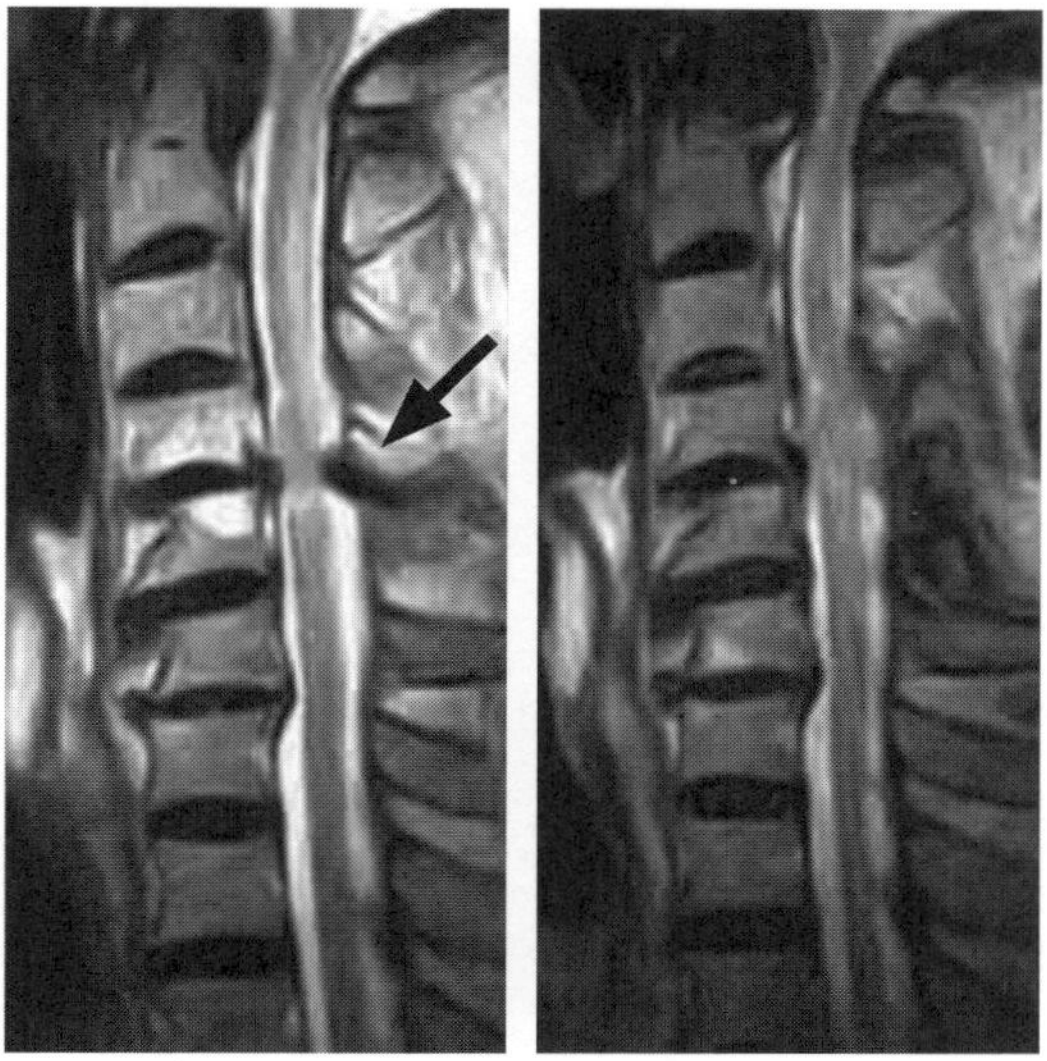

内科的にも、精神的にも、脳神経にも異常はなく、頸部に運動制限と痛みがあります。上肢に軽度、下肢に中等度の筋力低下があります。上肢と下肢とで腱反射の亢進があり、感覚低下も上肢と下肢にありました。

これらから、容易に頸部脊髄症と診断できます。

産業医科大学脳神経外科・西澤茂教授に手術を依頼し、脊椎管拡張術をしていただき、症状が軽快しました。

図4−10は、術前の脊髄圧迫所見と、術後に圧迫所見が除去されたことを示しています。

パーキンソン病

歩行障害を起こす代表的な脳神経疾患の一つがパーキンソン病です。10万人あたり150～200人おり、非常に多い病気です。

症状としては、次の4つが主なものです。

①運動緩徐（動きがとても鈍くなる）
②振戦（手足が震える）
③筋固縮（筋肉が固くなる）
④平衡障害（バランスが悪く倒れやすい）

その他に、便秘、排尿障害、声が小さくなる、汗をかきやすい、気分が落ち込むといった症状があらわれることもあります。

治療は、レボドパという薬が非常に有効で、時に奇跡的な改善をみることがあります。その後も新薬が次々に登場し、治療は数十年前に比較して大幅に進歩しました。したがって「パーキンソン病の治療は薬物療法が主」と考えられる傾向があります。

ところが、実は、リハビリがとても大切で、有効なのです。

パーキンソン病のリハビリと言えば、学会のガイドラインでも、視覚刺激で歩行が改善しますので、L字型杖や障害物を置いて歩かせること、リズムを取る聴覚刺激などを用いた歩行訓練や、音楽療法、呼吸訓練など、さまざまな方法が提案されています。これらは一時的に有効ですが、たいした効果はありません。

最も重要なのは、起立－着席運動なのです。

1例を紹介します。

症例12　Tさん　67歳　女性

50歳からパーキンソン病で、次第に進行していき、62歳の時に歩けなくなりました。リハビリ専門病院へ4ヶ月間入院して治療を受けましたが、歩けるようにはならなくて、施設に入所しました。全く歩けない状態で、車椅子生活を23ヶ月間続けて、当院へ入院してきました。

入院された時、仮面様顔貌、言語障害のため声がとても小さく、振戦が主に右手と右足にありました。筋力を5段階で示すと、右上肢2／5、左上肢3／5、右下肢2／5、左下肢2／5でとても弱くなっており、寝返り、起坐、起立はできませんでした。

その方に起立－着席運動をしたのです。辛抱強く、1日300～500回されました。

3ヶ月後にADLが30点から70点になりました（食事、整容、移乗、トイレ、階段、便意のそれぞれが自立し、歩行、更衣、尿意が部分介助になった）。90日間入院した後に退院し、退院してからも自主的に起立‐着席運動を続けられ、更衣と尿意が自立になり、ADLは90点になりました。その後も改善し続け、15ヶ月後には歩行が自立し、ADLは入浴動作を除いて完全に自立し、自宅で1人住まいができるまでになりました。

抗パーキンソン剤は変えていませんので、改善はすべてリハビリの効果と思われます。このように、パーキンソン病においても、起立‐着席運動の効果は非常に大きいものがあります。

ポストポリオ症候群

ポストポリオ症候群という病気があります。ポリオは、ウイルスが脊髄前角にある運動細胞を侵し、運動麻痺が起こる病気です。1961年（昭和36年）以降はワクチンのおかげで我が国では発症者がいません。そのため患者さんは57歳以上で、それより若い人はいなくなりました（2017年現在）。

問題は、加齢とともに歩行などの動作が不自由になることがあることです。いわゆる

「ポストポリオ症候群」です。原因は、主に過労だと言われ、「安静」「無理をしない」ということが勧められています。しかし私の限られた経験では、肥満や運動不足が筋力低下や関節障害を招き、歩行能力を低下させる原因として最も多いように思います。症例を示します。

症例13　Mさん　62歳　男性

1歳の時にポリオになり、両下肢が麻痺しました。右下肢は不完全麻痺、左下肢は完全麻痺で、左に膝関節を固定する長下肢装具をつけて歩き、58歳まで印刷業をしていました。58歳からよく転ぶようになり、1年前の61歳から全く歩くことができなくなり、62歳の時に入院しました。

身長162cm、体重83kg（BMI31・6）。筋力は、上肢は両側とも正常、下肢は5段階法で右3／5、左0／5で、立つこともできません。膝伸筋力は右36kg、左0kgでした（60代前半男性の健常者の平均は99・1kg）。

入院中、1日600キロカロリー食を食べていただき、起立－着席運動を1日500回しました。71日間の入院で、体重は69kg（BMI26・3）になり、歩けるようになりました。下肢筋力は強くならず、膝伸筋力は右で18kgから20kgになっただけで、左は0kgのままでした。ＡＤＬは、80点から95点になりました（移乗、階段、歩行が改善）。

この方の場合にも、主に体重減少によって元の運動能力を回復できました。リハビリを行っても、筋力強化は微々たるもので、運動能力の改善は体重減少によると考えてよいでしょう。退院後は、標準体重57・７kgですから、１６００キロカロリー食を食べていただいております。

ポストポリオ症候群の治療として「安静」が勧められていますが、運動不足や廃用を起こさないか、慎重な判断が必要と思います。

関節リウマチ

関節リウマチ治療の進歩は近年著しく、メトトレキサートや生物学的製剤が開発され、重い障害を持った方が少なくなりました。

以下に紹介する例は25年前の方ですが、これほど重症例があり、しかもリハビリで著しい効果を上げることができたことを記録しておきたいと思って挙げました。

症例14　Tさん　63歳　女性

56歳の時から両側手指と両膝の関節痛が生じ、膝関節の排液を受けていました。57歳でA大学病院を受診した時、膝の人工関節置換術を勧められましたが、決心がつきませんでした。58歳の時にB病院整形外科を訪れ、やはり人工関節置換術を勧められましたが、しないほうがよいという人がおり、やめました。

60歳の時にC大学病院へ行き、やはり手術を勧められましたが、断わりました。さらに、61歳の時にB病院でステロイドを2日に1錠処方されましたが、無効でした。そうするうちに、2ヶ月前に風邪を引き、3週前より寝たきりで全く歩けなくなり、私の病院へ入院を希望して来院し、5月11日に入院しました。

身長149cm、体重28・2kg。羸痩が著しくありました。心・肺・腹部に異常なし。精神的異常なし。四肢に著明な筋萎縮と筋力低下があり、5段階法で両上肢3／5、両下肢はほとんど完全麻痺に近い状態でした（0〜1／5）。

しかし腱反射は正常で感覚障害もなく、筋力低下は関節リウマチによるもの、あるいは廃用性と考えられました。

座るバランスは良好であるものの、寝返り、起坐、立位保持は全くできない状態でした。

図4−11　Tさんの関節リウマチのX線写真（両肩、両肘、両手指）

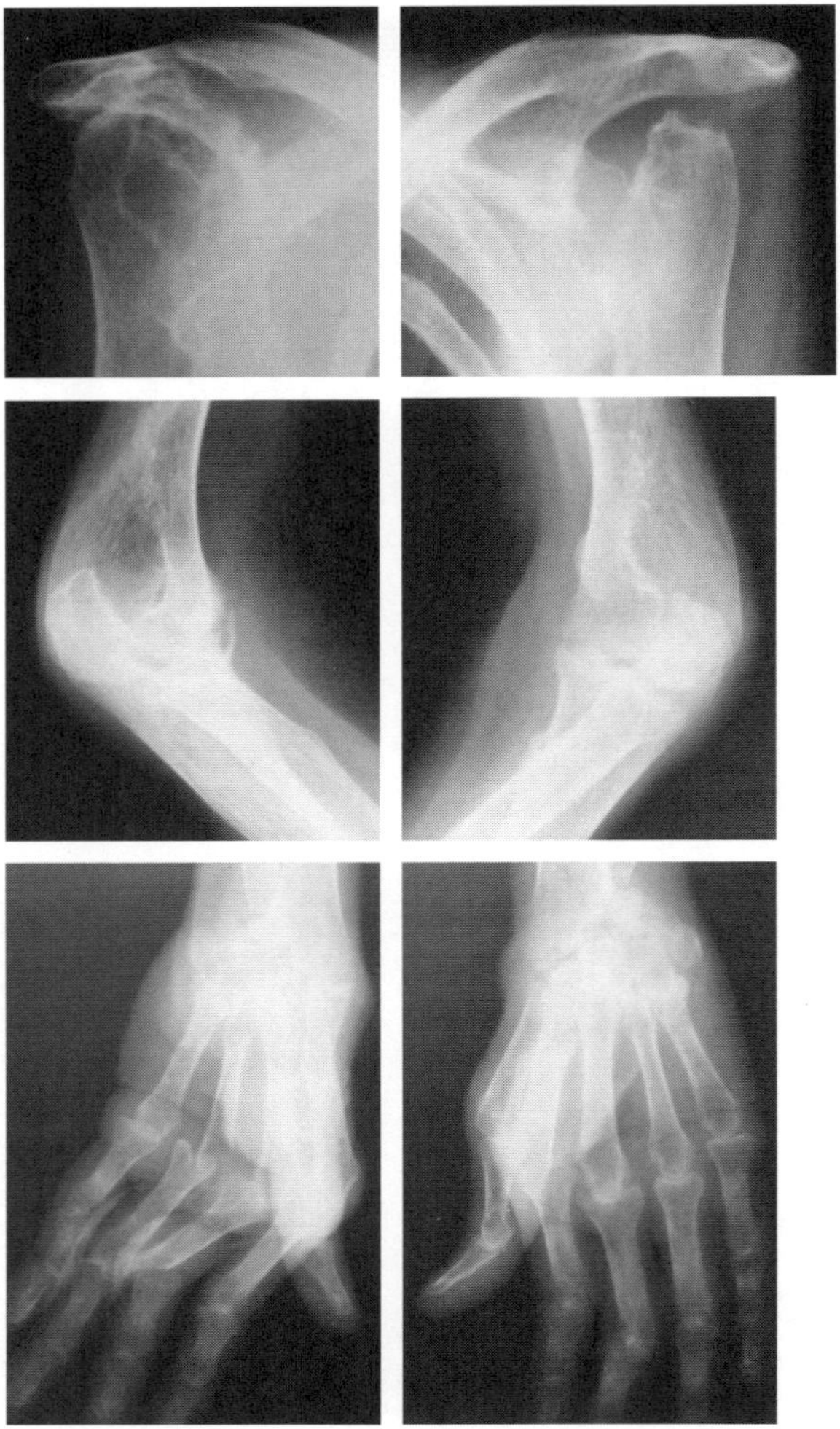

図4−12　Tさんの関節リウマチのX線写真（両股、両膝、両足）

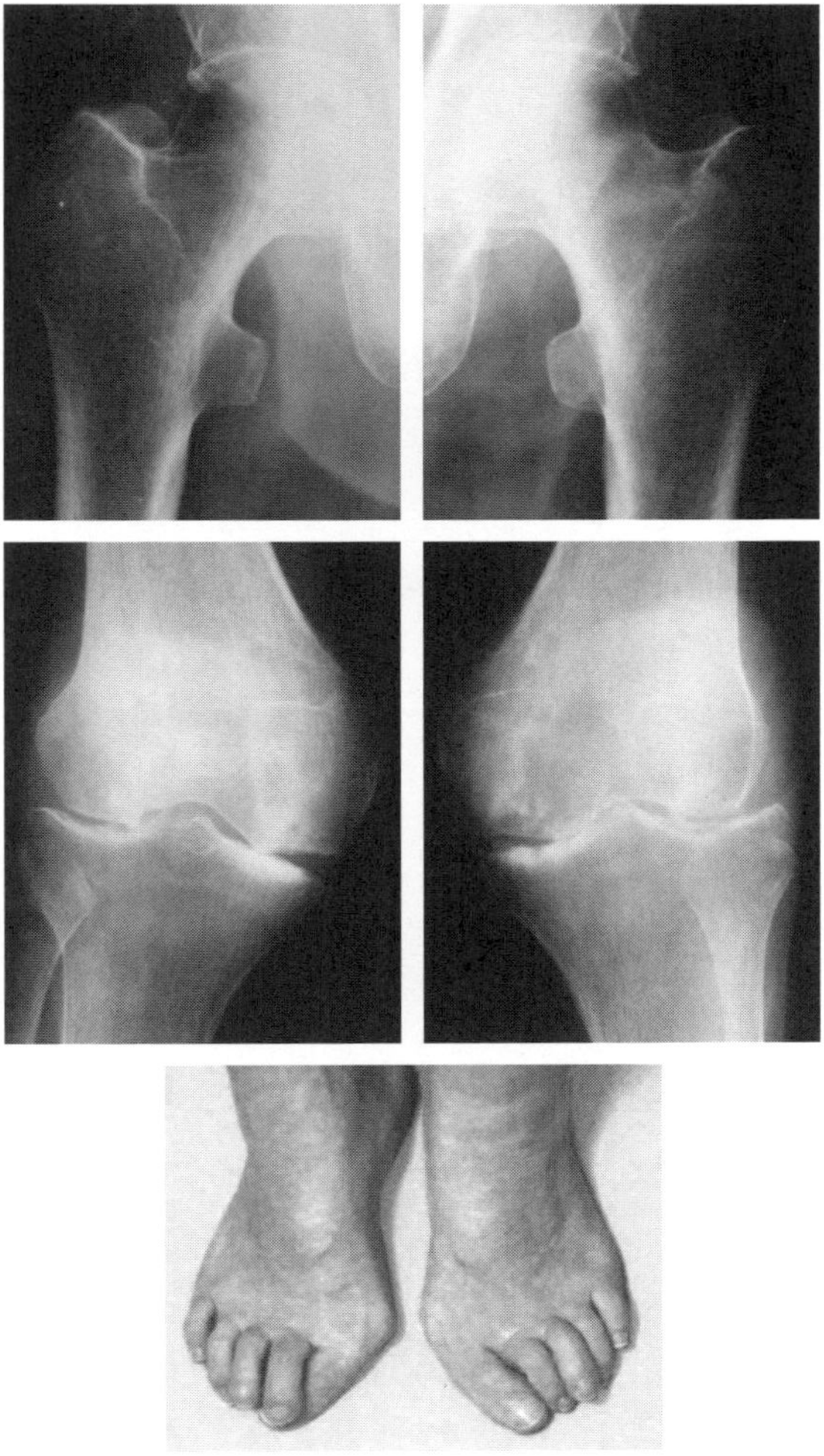

レントゲン写真で見ると、両肩、両肘、両膝、両足に著しいリウマチ所見がありました（図4－11・4－12）。

この患者さんにリハビリを行ったのですが、まず痛みを取ること、そのため、両膝にトリアムシノロンを注射して痛みを除去し、リハビリを行いました。

リハビリでできることとして、次の3つを行いました。

①30度斜面台に立たせて下肢に重力を負荷させること、できれば膝を屈伸させること

②マット上で寝返りなどを行わせて体幹筋を強化すること

③プーリーで肩周囲筋を強化すること

ともかく「残存機能を強くする」に徹しました。

入院後52日目に立てるようになりましたので、起立－着席運動を1日50～60回しました。74日目からプレドニゾロン20㎎の内服を始めたところ、両膝関節に装具をつけて平行棒内で歩行訓練ができるようになりました。

次ページの図4－13左は、81日目のものです。体重が30kgに増えていますが、顔の側頭筋の萎縮が著明です。90日目からは両下肢に膝装具をつけ、歩行器で歩けるようになりました。

図4－13右は、114日目に歩行訓練をしている状態です。155日目からプレドニゾ

図4－13　Tさんの歩行経過

入院後81日目における短距離の歩行訓練が、
114日目に歩行器を使って200m歩けるようになった。

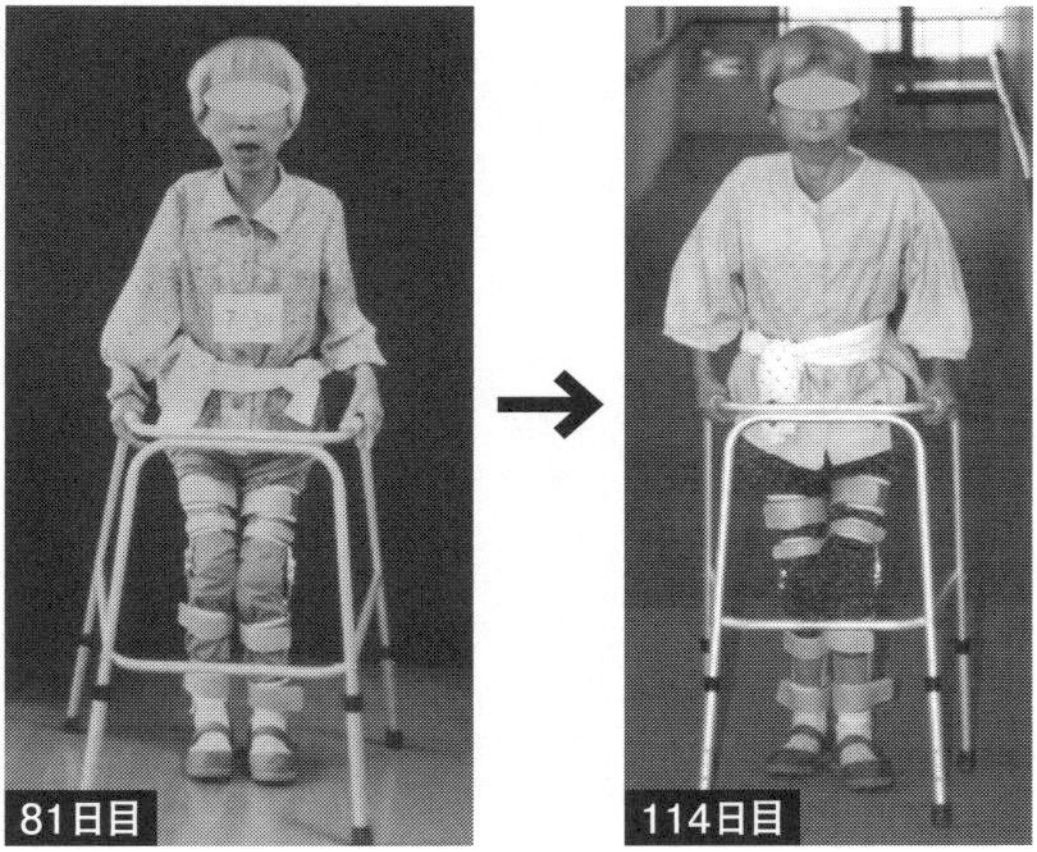

ロンを5㎎に減量していますが、260日目には装具を外し、両杖で歩けるようになり、300日目には屋外を自由に歩けるようになって自宅へ退院しました。残念ながら、歩行が自立した時の写真は残っていません。

体重は徐々に増え、30日目に30kg、90日目に31kg、120日目に32kg、200日目に35kg、300日目に38・5kgと、入院時より10kg増えました。

ADLは食事10点、整容5点、入浴0点、更衣5点、トイレ10点、移乗15点、歩行15点、階段0点、尿意10点、便意10点で、80／100点になりました。

この方は、リハビリで歩けるようになった方です。2つの大学病院と1つの公立の大病院で「膝の手術を受けるなら入院してよい」と言われたという患者さんの言が正しいなら、外科医は、手術だけでなくリハビリの効果についても、十分認識してほしかったと考えざるを得ない例でした。

ニューロパチー

末梢神経の病気を総称して「ニューロパチー」と呼びます。糖尿病や腎不全、腰椎変形症、ビタミン不足などさまざまな原因により、運動神経や感覚神経、自律神経の働きに異常が起こり、筋力の低下や感覚の鈍麻、発汗異常などの症状があらわれます。なお、原因が不明のケースも多くあります。

治療は、ビタミン剤投与や血糖のコントロールなどです。

筋力低下を伴いますので、廃用の合併は必発です。そこで起立 - 着席運動は廃用を予防するためにも重要です。

サルコペニア

サルコペニアとは、「サルコ＝筋肉」「ペニア＝減少」からなる新造語で、「老化に伴って筋肉量と筋力が低下し、身体活動が減少し、歩行や生活動作が不自由になった状態」と定義されています。健康人でも筋肉は年齢とともに減少し、一般的に40歳を過ぎると、年1％ずつ減っていくと言われています。サルコペニアは通常の加齢による減少を超えた病的な筋肉の減少です。

原因は、加齢によるものや運動不足、栄養障害、内分泌疾患などが挙げられています。低栄養では、たんぱく質、特に必須アミノ酸であるロイシンの欠乏や、ビタミンDの不足が重視されています。私個人としては、運動不足（廃用）が最大の原因という印象を持っています。

治療は、「低栄養の矯正」と「運動」が重視されています。栄養では、たんぱく質の補給が必要で、アミノ酸を含むサプリメントが有効とされています。

しかし私個人は、栄養よりリハビリがより有効で重要と思っており、このことは第3章で述べました。サルコペニアには栄養障害があると言っても、リハビリは十分できるのです。また高カロリー食は必要でなく、むしろ体重をコントロールして皮下脂肪を減らし、リハビリを行うことで健康を回復した例を多数経験しています。

筋線維には速筋と遅筋があることを第2章で述べましたが、サルコペニアでは遅筋よりも速筋の減少が著明であることが知られています。

筋線維が消失した後は脂肪組織や線維組織で置換され、筋肉内の脂肪含有率が上がり、筋力低下が起こるのです。しかし必ず廃用も合併しており、これがリハビリが非常に有効な理由だと思われます。

サルコペニア肥満

「サルコペニア肥満」と言う状態があります。サルコペニアと肥満が同居している状態、つまり栄養不足と栄養過多が同居している状態です。四肢、特に大腿と下腿の筋肉の量が減り、脚力が弱くて歩行障害になりながら、腹部や腰回りに脂肪がだぶついている方は非常に多く見られます。

ＢＭＩが普通体重の範囲にあっても、こういう方は肥満していると言えるでしょう。こういう方は、皮下脂肪を減らす食事療法と、筋力を強めるリハビリを行うことで、運動能力を高め、健康を回復できます。皮下脂肪は少ないほど運動能力の面から有利です。

その1例を紹介します。

症例15　Rさん　78歳　女性

70歳頃から歩きにくくなり、だんだん進行して74歳頃からしばしば転倒するようになりました。78歳のある日、自宅で両肘をつくような姿勢で前方に転び、両側の上腕骨近位部骨折（肩関節周辺の骨折）を起こしました。外科手術が検討されたものの、血小板が少なくなっていたことや高齢であることから見送られ、右腕は三角巾で吊るし、左腕はバストバンドで固定された状態で当院に転院してこられました。骨折から17日後のことです。

実はこの方には既往歴としてC型肝炎があり、肝硬変と、76歳の時に肝細胞がんが見つかってラジオ波照射治療を受けたことがありました。他にも68歳から糖尿病があり、インスリンを1日42単位受けていました。

転院時は身長143㎝、体重61㎏（BMIは29・8）と、著明な肥満がありました。神経系や心肺機能に異常が認められないのに、足腰の筋力が著しく弱く、歩行に介助を要する状態でした。筋力を測定したところ、膝伸筋力は右24㎏、左25㎏でした（健常者平均54㎏）。血清のアルブミンは2・4g／dℓに低下し（正常値は3・7～5・5g／dℓ）、肝臓病による低栄養がありました。つまり低栄養と筋力低下による歩行障害があるのに、体重が過多で、いわゆる「サルコペニア肥満」の状態でした。

両側の肩関節は骨折のために動かすことができず、両手の使用が困難で、そのため日常生活が非常に不自由で、ADLは35点でした（食事0、整容0、移乗5／15、歩行5／15、階段0、トイレ5／10、入浴0、更衣0、尿意10／10、便意10／10）。血液検査では、糖尿病と肝硬変がありました。

病気をまとめると、次のようにたくさんあることがわかりました。

①両側の上腕骨近位部骨折
②両側の下肢筋力低下と歩行障害
③低栄養
④肥満
⑤糖尿病
⑥肝硬変・肝細胞がん
⑦骨粗鬆症

治療として、①上腕骨近位部骨折は時間をかけて骨癒合を待つしかない、②リハビリで下肢の筋力を強くする、③肥満の治療として低カロリー食の3つを考えました。多くの疾患を抱えている方でしたが、これらの治療で経過を見る以外にないと考えました。

食事は、1日800キロカロリーの低カロリー食にして、リハビリは1日500回の起立‐着席運動を実施しました。800キロカロリーにしたのは、肝硬変により血清アルブミンが低値で低栄養があること、しかし肥満や糖尿病があることなどから無理のない減量ができる摂取カロリーとして決めました。

その結果、筋力は著しく向上し、起立‐着席運動を始めて60日後に、膝伸筋力は、右が24kgから47kgに（健常者の87%）、左が25kgから57kg（健常者の106%）になり、不自由なく歩けるようになりました。右手が自由に使えるようになり、ADLは入浴に介助を要するだけで100点満点中95点になりました。

下肢の筋力が強くなって膝伸筋力が約2倍になったことや、83日の入院期間で体重が11kg減り、61kgから50kgまで落とすことができたことで、運動能力を改善できました。一方、血清アルブミン値は2・4g／dℓから3・1g／dℓへと、むしろ正常値に近づいたのです。また、糖尿病や肝機能の数値も改善していました。

肩関節の骨折は、入院中に右は癒合し（折れた骨同士がくっついて治癒すること）、左はまだ癒合していないので、再び整形外科へ紹介しました。

この症例からも言えるように、「サルコペニア＝低栄養状態」だから高栄養食をという考え方は必ずしも正しいとは言えず、肥満を伴っている場合は「低カロリー食にして起立ー着席運動」のほうが、より早く健康を回復できると思います。起立ー着席運動はこのように多くの疾患を抱えている人にも安全、効果的にできる運動です。

1人でたくさんの病気を持っている高齢者

高齢者の運動障害になった方を診察して思うことは、1人でたくさんの病気を抱えていらっしゃることです。その1例をお示ししましょう。

症例16　Yさん　84歳　女性

10ヶ月前までは元気でしたが、ある日、洗濯かごを持って2階に上がった時に腰痛が出現し、救急車でD病院整形外科を受診しました。第1腰椎の圧迫骨折という診断で1ヶ月間入院し、安静臥床を取りました。退院する時には、腰痛は軽くなったものの両脚が弱くなって歩きにくく、杖をついてやっと歩ける状態になっていました。

それから3ヶ月後、再び腰痛が強くなったため、E病院整形外科を受診、第1腰椎の圧

図4−14　Yさんの腰椎のMRI所見

脊柱管狭窄症、圧迫骨折、側弯症、第5腰椎ー第1仙椎固定術後、
左大腿骨頸部骨折の接合術後の所見が見られる。

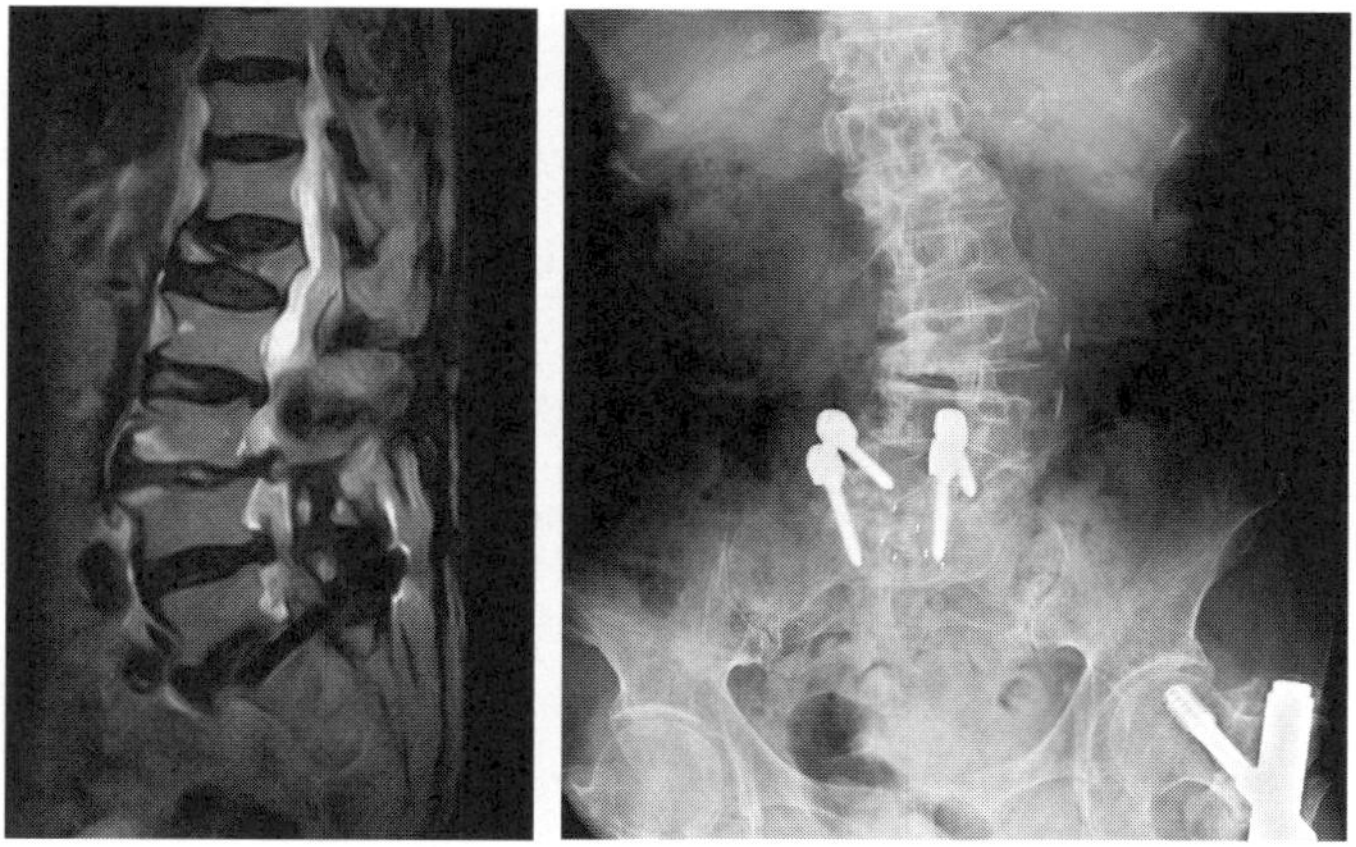

迫骨折と診断されて入院しました。リハビリを受けて腰痛が軽減したため、4週後に自宅へ退院しました。

ところが、すぐに左下肢の痛みが出て歩けなくなり、再びE病院へ入院しました。痛みが取れないため、翌月、第5腰椎と仙骨の固定術を受けました。手術後にせん妄状態になり、転倒して左大腿骨頸部骨折を起こしました。5日後に骨接合術がされ、術後5日目より1日30分程度のリハビリがされたとのことです（図4－14）。しかし歩けるようになりませんでした。

4ヶ月ほどしてから退院し、介護老人保健施設に入りました。

そこでは1日15分くらいしかリハビリ

がなく、しかも大型歩行器を持った歩行訓練だけで、それ以外の時間帯は座って生活していたと言います。それから1ヶ月後、もう一度しっかりリハビリを受けたいと願って当院へ入院されました。

[入院時所見]

身長143㎝、体重40・0kg。精神状態は異常なし。体幹は前屈し、円背が見られる。両下肢に筋萎縮と中等度の筋力低下がある。膝伸筋力は、右で22kg、左で16kg（健常者の平均は45kg）。腱反射は消失。両下肢全体に感覚低下がある。膝関節の伸展は右マイナス20度、左マイナス20度と低下している。股関節と足関節には異常を認めない。尿意と便意は正常。ADLは、移乗、整容、トイレ、入浴、歩行、階段、更衣に減点があり、100点満点中60点でした。

この方（84歳女性）の病気を要約すると、次のようになります。

①それまで元気であったが、83歳の時に第1腰椎の圧迫骨折を起こした。

②骨粗鬆症があり、骨密度が若年成人に比べて49％に低下し、骨折を起こしやすい状態にある。

③腰部脊柱管狭窄症が腰椎1／2、2／3、3／4、4／5、第5腰椎／第1仙骨にあり、そのため下肢の痛みと麻痺を起こしている。特に第4腰椎～第2仙骨の末梢神経傷害が

あり、脛骨神経伝導速度が38m／秒と遅く、電位も低い。筋電図で第3腰椎～第2仙骨神経の支配筋が傷害されており、神経痛も起こっている。側弯症もある。
④両膝の変形性関節症がある。
⑤第5腰椎／仙骨固定術後である。
⑥左大腿骨転子部骨折・接合術後である。
⑦サルコペニア、両脚の筋力低下がある。

歩行障害がこれほど多くの原因で生じていたのです。両側下肢の筋力が中等度低下していますが、①～⑦のいずれも痛みの原因、筋力低下の原因になります。

これに対し、痛みをコントロールするため、局所麻酔剤注射を繰り返し、薬物、湿布などあらゆる方法を駆使し、同時に、起立－着席運動により徹底的に筋力強化を行いました。

その結果、60日間の入院治療で、次第に脚の筋力がアップし、杖なしで歩けるまで改善し、自宅へ退院できました。膝伸筋力は、右で22kgから31kgに、左で16kgから21kgになり（健常者の平均は45kg）、ADLは60点から90点になって、ほぼ自立されました（入浴と階段のみが減点）。

84歳でも、「年のせい」と言わないで、真剣に対処しますと、それなりの改善が得られるものなのです。

脳梗塞、パーキンソン病、頸椎変形症性脊髄症、腰椎圧迫骨折による脊髄円錐傷害の合併例

ロコモの診断には、詳細に病歴を聴取することと、綿密な診断が必要であることを述べました。その中で、１人で４つの病気を持っている方に出会いました。

症例17　Kさん　88歳　男性

75歳まで健康でしたが、その頃から右手が震えるようになりました。85歳から腰が痛く、尿意と便意がわからなくなりました。２週前まで歩けていたのに、急に歩けなくなり、紹介状を持って来院されました。

診察したところ、たくさん異常所見が見られました。２週前に急に歩けなくなったことから脳血管障害が疑われます。多発脳梗塞の症状として、①認知症、②言語障害、③嚥下障害、④下顎反射亢進があり、パーキンソン病の所見として、⑤頸部の筋固縮、⑥右上肢の振戦、⑦四肢の筋固縮があり、頸部脊髄症の症状として、⑧両側上肢の腱反射の亢進、⑨両側上肢と下肢の筋力低下があり、脊髄円錐圧迫症状として、⑩両側下肢の腱反射消失、

⑪両下肢の感覚脱失、⑫尿失禁、⑬便失禁がありました。

高齢であることから、外科的治療はできませんし、抗パーキンソン剤とリハビリ（起立－着席運動）しかできませんでしたが、それでも歩行器歩行ができるようになり、ＡＤＬを30点から50点に上げることができました。リハビリを行う前に、診断が大切であることを強調したいと思います。

以上、高齢者の歩行障害を起こす病気について述べてきました。実は、高齢者がロコモを起こす病気はそれほど多くなく、以上に述べた病気で大半を占めます。それをしっかり診断することが重要なのです。

REHABILITATION

第5章

驚異的な回復をした人たち

今まで、現在の我が国のリハビリは不十分であること、リハビリを充実するためには運動の強さと量を増やさなければならないこと、そして各疾患によるリハビリの特徴も述べてきました。

強調しておきたいことは、どんな病気であれ、運動が必要であることです。「運動」には、まだ解明されていないほど不思議な、大きな回復力があるのです。と言っても、無理やり運動などできません。まず、痛みを十分除去する必要があります。

ここに、予想をはるかに超えて回復した数例を挙げてみましょう。

急性リンパ性白血病・重度脊髄麻痺から社会復帰した人

症例18　Tさん　57歳　男性

2011年6月に急性リンパ性白血病を発病し、化学療法を受けました。難治性で効果はあまりありません。同年11月に非血縁者間同種骨髄移植を受け、改善することができました。しかし翌年5月に再発、スプリセルなど化学療法を受け、一応寛解状態（ほぼ治癒）になりました。

しかし2012年10月から両脚の脱力が起こり、次第に進行して全く動かなくなりました。診断は、「骨髄移植片対宿主病による脳脊髄症」でした。難しい病名ですが、簡単に説明すると、移植した骨髄に対し、身体が拒絶反応を起こしたために、骨髄、脳、および脊髄の機能が低下する病気です。MRI検査では、頸部脊髄、胸部脊髄、および大脳に広範な病変がありました。ステロイド大量療法などを受けましたが効果はなく、両下肢は完全に麻痺したままで、褥瘡が仙骨部、右下腿、左かかとにできていました。

こうして2013年1月6日、当院に入院してきた時、両下肢は弛緩性で完全麻痺、筋力を5段階で表すと、両上肢3/5、両下肢は0/5でした。腱反射は両側上肢でやや亢進、両側下肢で低下しており、バビンスキー反射は両側で陽性でした。感覚障害は両側上肢に異常感覚を訴えられましたが、下肢には他覚的に異常はありませんでした。膀胱麻痺のため留置カテーテルをしていました。

Tさんはこういう状態でリハビリを始めたのです。入院当初は、起立－着席運動ができなかったので、30度の斜面台に立たせて介助しながら膝屈伸をしました。熱心で、1日800～900回されました。これが良かったのか、ステロイドホルモンが効いてきたのか、下肢の麻痺は次第に回復しはじめました。

50日経過した頃には、介助を要しましたが、起立－着席運動ができるようになり、1日

200～300回行いました。さらに300回前後を毎日続けたところ、3ヶ月経過した頃、介助歩行ができるようになりました。ほどなく三輪歩行車を押して歩けるようになり、入院後130日で退院されました（2013年5月）。

退院後も熱心に起立‐着席運動を行い、退院して2ヶ月後には一本杖をついて、10mを10秒で歩けるようになったのです（時速3・6㎞のスピード）。そして退院1年後（2014年5月）には乗用車を運転して通勤し、設計士として職場復帰をされたのです。

急性リンパ性白血病という難病、そして重症の脊髄麻痺という障害を、起立‐着席運動によって見事に克服し、設計士として職場復帰できたという1例です。

寝たきり・24時間人工呼吸器から歩けるようになり、人工呼吸器を外した人

症例19　Sさん　59歳　女性

ネマリン・ミオパチーという珍しい先天性の筋肉疾患があります。生まれつき虚弱体質ですが、あまり進行しないタイプです。しかし成人してゆっくり進行することがあります。

特別な治療法はありません。

Sさんはこの病気でした。幼少時から虚弱で、徒競走は格段に遅くなっていました。それでも高校を卒業し、結婚し、54歳まで販売員の仕事をしていました。仕事を辞めてから急速に筋力低下が進行するので不審に思い、3年前の56歳の時に大学病院神経内科を受診し、ネマリン・ミオパチーと診断を受けました。その時は身長156cm、体重51kg、握力は6kg、肺活量830ccでした。

59歳のある日、朝食の時に食物を詰まらせ、大学病院へ搬送されました。重症の肺炎を起こしており、気管切開を受け、人工呼吸器につながれました。抗生物質で肺炎は治癒しましたが、24時間人工呼吸が必要な状態になり、運動機能の低下も著しく、寝返りさえできない状態になって、30日目に当院に転院してきました。

身長156cm、体重54kgで、BMIは22・2（つまり正常体重）でしたが、CT検査で皮下脂肪が厚く肥満状態にあると判断しました。

気管切開孔から人工呼吸器をつながれ、24時間人工呼吸を受けていました。発声ができないため、コミュニケーションは筆談で行い、食事はトロミ食を全介助で経口摂取していました。腕・手や脚・足は非常に弱くなり、寝返りや起き上がることはできませんでした。膝伸筋力を測定したところ、右が12kg、左が11kgでした。健常者女性の平均値は64kgですから、右で19％、左で17％ほどです。握力は左右とも0kgで、肺活量は著しく低下し、530ccでした。

治療として、次の3つを計画しました。

①1日600キロカロリー食により体重を減少させ、皮下脂肪を減らす。

②筋力低下が著しく起立－着席運動ができないので、30度斜面台に立たせて膝の屈伸を1日300回以上行う。

③気管切開孔を閉じて、鼻から陽圧で補助呼吸を行う非侵襲的陽圧人工呼吸法に切り替える。それが成功すれば発声、嚥下とも容易になる。

治療経過は以下のごとくです。

30度斜面台で膝の屈伸を300回以上行い、それに加えて起立－着席運動を介助で行っているうちに、筋力は徐々に強くなり、31日目には介助下ながら歩行ができるようになりました。

38日目には、車椅子に人工呼吸器を乗せ、それを押して10mばかり歩けるようになりました（図5－1）。さらに42日目には人工呼吸器を外し、短距離ですが、歩けるようになり（図5－2）、90日目には何も持たずに数十m歩けるようになったのです。

165日間入院して自宅へ退院されましたが、退院時の膝伸筋力は右で12kgから18kg

〈Sさんの治療経過〉

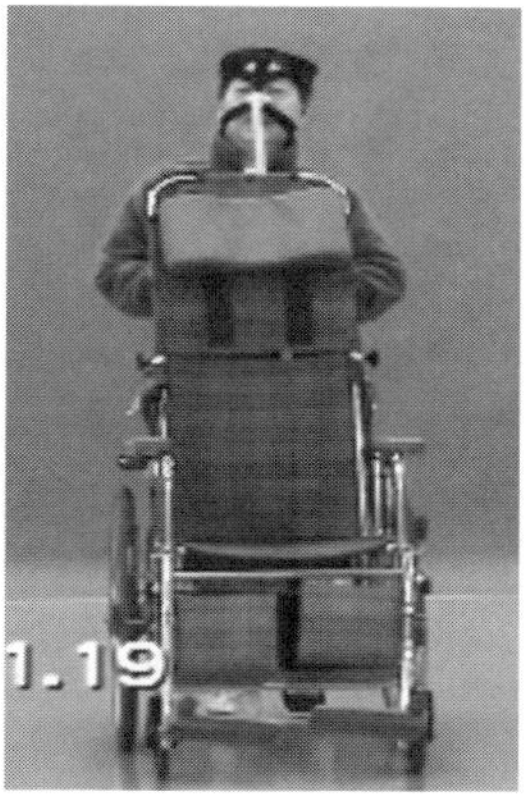

図5−1　寝たきりになったネマリン・ミオパチーが、入院後38日目に人工呼吸器をつけて歩行できるようになった。

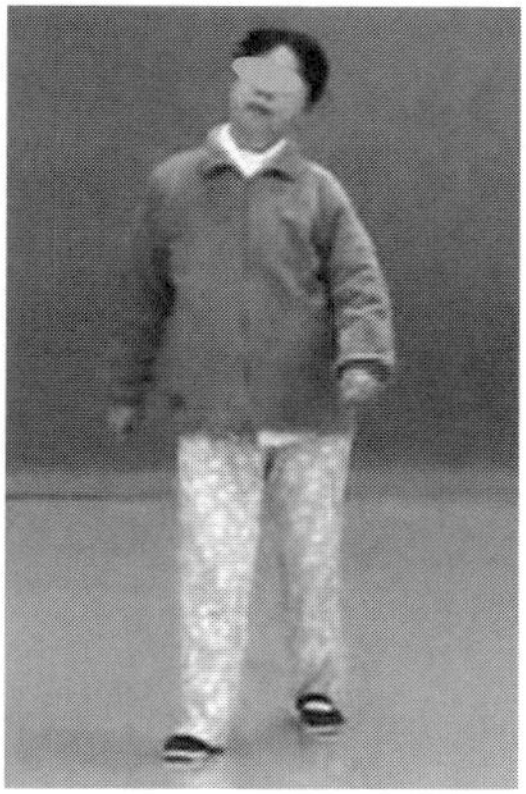

図5−2　入院後42日目に人工呼吸器を外して歩けるようになった。

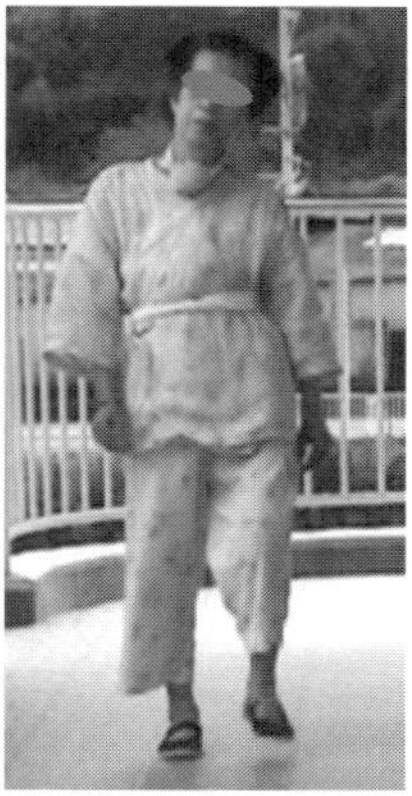

図5−3　入院後179日目に体重が10kg減り、屋外を歩けるようになった。

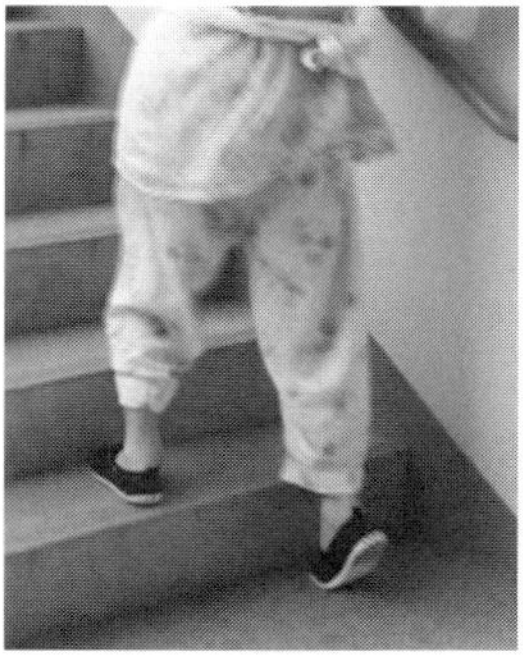

図5−4　入院後179日目に階段も上れるようになった。

（健常者の28％）、左が11kgから19kg（健常者の30％）になり、10m歩行のスピードは12秒でした。これは時速に換算しますと3・0㎞のスピードで、まずまずの速さと言えます。握力は左右とも初め0kgでしたが、右5・3kg、左5・4kgになりました。健常者の平均値は28kgなので、19％に過ぎませんが、それでも56歳の時の記録に6kgとありますから、ほぼ同じ値に回復しました。

体重は53kgから43kgになりました。身長が156㎝ですからBMIは17・7と、痩せすぎの数値ですが、この方には適切なのではないかと思います。筋肉疾患ですから、筋組織には脂肪浸潤が著明なはずで、全身の脂肪は相当多く、標準体重の値はあてにならないと思います。BMIから見れば痩せすぎですが、実際には、余分な脂肪をグッと減らすことができたのです。

このように、膝伸筋力は健常者の30％に過ぎなかったのですが、体重を減らし、歩行可能になったのです（図5－3・5－4）。

呼吸も改善し、人工呼吸器を外し、自然な呼吸ができるようになりました。肺活量は徐々に増加し、5ヶ月後に860ccになりました。これは健常者の35％に過ぎませんが、56歳の時には830ccでしたので、3年前より増えたことになります。Sさんの場合、胸部の皮下脂肪が肺を圧迫して肺活量が低下していたので、皮下脂肪を減らすことで肺活量が増加し、人工呼吸器を外すことができたと思われます。図5－5に、胸部CTを示します。体重減少で胸部の皮下脂肪が著しく少なくなっています。

筋力増強と肥満の治療が相まって、歩行と呼吸を改善した例ですが、Sさんは1ヶ月前に肺炎を起こすまでは自力で歩いていたので、寝返りすらできないほど筋力低下が高度になったのは、筋肉疾患というより、廃用によると判断しました。つまり回復の可能性はま

図5–5
Sさんの入院時と5ヶ月後の胸部CT

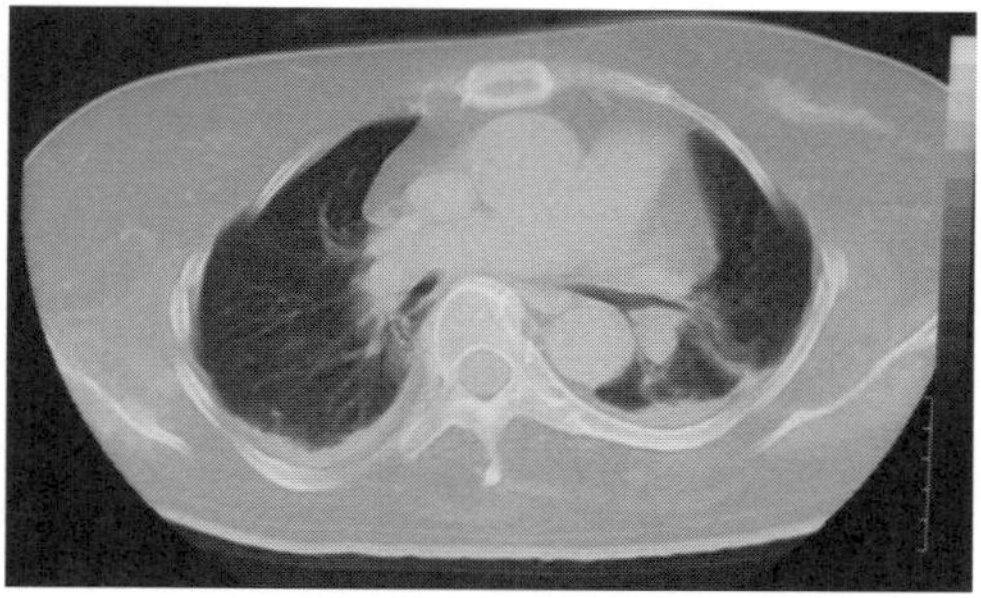

入院時には、体重54.0kg（BMI22.2）で皮下脂肪が厚く、肺活量は530ccだった。

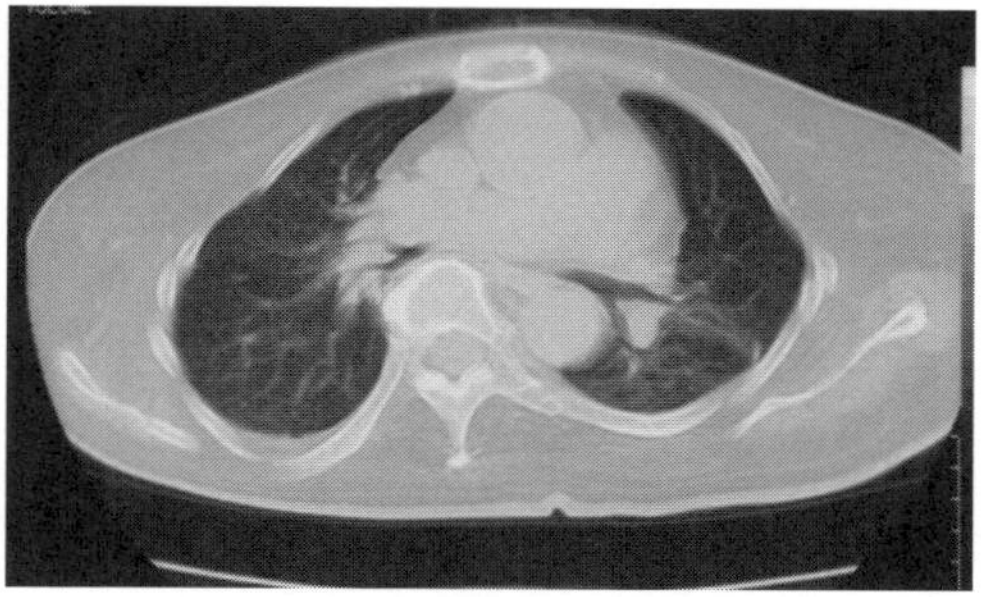

5ヶ月後の体重は43.0kg（BMI17.7）で皮下脂肪が減少し、肺活量は860ccになった。

だあったのです。

しかし廃用症候群は回復しないことが少なくなく、これほど改善したのは珍しいことと言っていいと思います。

治療法のない筋肉疾患で寝たきりと24時間人工呼吸器依存の状態から、歩けるようになり、人工呼吸器を外すまでに回復されたことには、我ながら驚いたものでした。

寝たきりからお孫さんに励まされて起立－着席運動を行って自立できた人

症例20　井上　新さん（氏名公表の許可あり）　80歳　男性

２０１１年6月末より意識がはっきりしなくなり、7月10日にK病院へ入院。結核性脳膜炎でした。

治療により次第に意識がはっきりしてきて、8月には新聞を読めるようになりました。

しかし立つことができず、排泄はおむつ内にしていました。9月8日にP病院へ転院しましたが、1日30分のリハビリを嫌がり、ますます動けなくなって、２０１２年2月10日に当院へ転院してきました。

転院してこられた時には、両側上肢は中等度弱く（5段階法で3／5）、両側下肢は重度筋力低下があり（1／5）、起き上がることも車椅子に乗り移ることもできませんでした。移動は車椅子で、排泄はおむつ内でした。

しかし、両下肢の感覚は異常なく、腱反射も正常で、下肢の電気的神経伝導速度も正常でした。そのため、両下肢の著しい筋力低下は、運動不足による廃用性筋力低下と考えました。

そこで、起立‐着席運動によるリハビリを始めようとしました。しかし、立つことも座ることもできない状態でありながら、リハビリを嫌がり、イライラして療法士に咬みついたり殴りかかったり、リハビリどころではありませんでした。起立‐着席運動は1日100回もできませんでした。

診察してみると、方々の関節を痛がっていることがわかりました。特に両膝の伸展可動域が左右ともマイナス35度の制限があり（正常ではまっすぐ伸ばすことができ、0度です）、それを伸ばそうとすると悲鳴を上げるほど痛がっていました。リハビリを嫌がるのはそのためであったのです。痛みがあっては絶対にリハビリはできません。

そこで、関節内ステロイド注射、鎮痛剤、湿布などあらゆる手段を尽くして痛みを取り除くように努め、リハビリを続けました。

起立‐着席運動は200〜300回できるようになり、筋力は多少強くなって、膝伸筋力が右で15kgから22kg（健常者の30％）、左で12kgから20kg（健常者の27％）になりました。しかし立位を取れるようにはならず、移乗動作が全介助で、意欲低下もあると思われ、62日間入院した後、自宅へ退院されました。排尿・排便はおむつ内、移乗・入浴・更衣・車椅子動作などは全介助の状態で、ＡＤＬは入院時も退院時も100点満点のうち15点でした。

介護する奥様が抱え上げることは不可能でしたので、退院の前に、移乗にリフトを使うように家族に練習していただきました（図5‐6）。

ところが、自宅に退院した後、お孫さんたちが、入院中に見ていた起立‐着席運動を井上さんに勧めたのです。お孫さんに「いち、にー、さん、しー、ごー……」と号令をかけられると、断れなかったのでしょう。お孫さんと一緒に立ったり座ったりを始め、1日300回できるようになったのです。しかも毎日続けました。そして日々のカレンダーに記録されました（図5‐6）。

すると、脚の筋力がどんどん強くなり、7ヶ月後には杖歩行ができるようになり、13ヶ月後には、杖なしで、完全に1人で歩けるようになったのです。尿失禁、便失禁もなくな

図5-6　井上さんのリハビリの様子

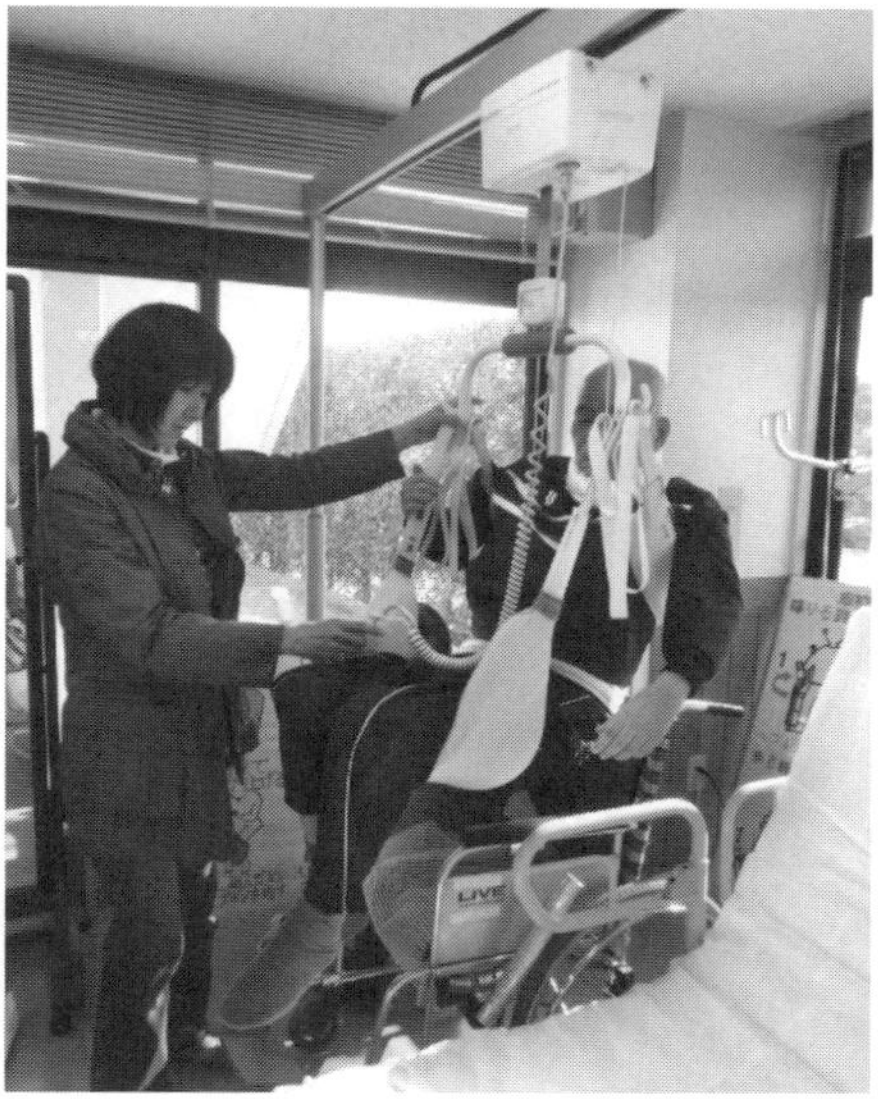

退院の時、移乗動作ができないので、年老いた奥様にリフトを使うよう練習していただいた。

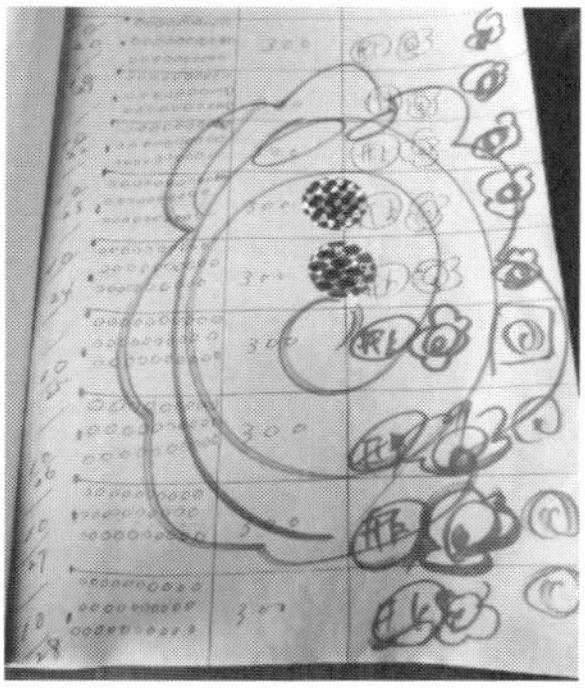

自宅でお孫さんが起立ー着席運動をさせ、良くできた日には5重丸を付けたカレンダーの記録。

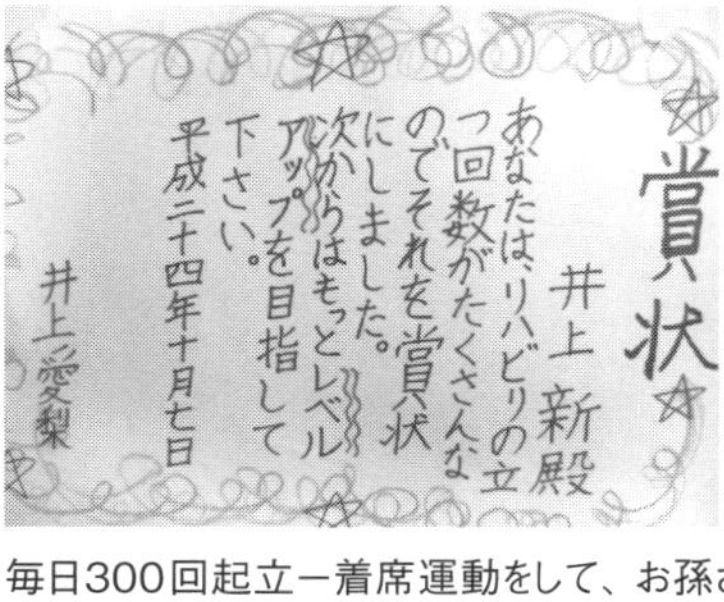

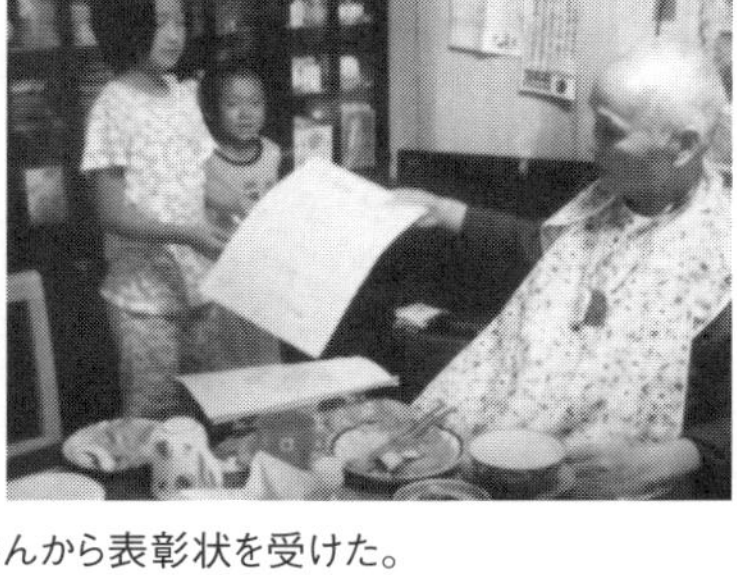

毎日300回起立ー着席運動をして、お孫さんから表彰状を受けた。

り、すべての日常生活動作で自立しました。これにはお孫さんたち家族も大喜び。私たちもびっくりしました。

そして、お孫さんたちからは表彰状を受けました（図5－6）。

あなたは、リハビリの立つ回数がたくさんなので
それを賞状にしました。
次からはもっとレベルアップを目指して下さい。

平成二十四年十月七日

井上愛梨

このように書かれた手作りの表彰状でした。

井上さんは、お孫さんに励まされて頑張らざるを得なかったのでしょう。お孫さんが、起立－着席運動を井上さんに勧めたことも、素晴らしいことです。私たち病院関係者は、「不可能」「回復しないのは認知症、意欲低下のため」と判断してしまったことを恥じたのでした。

ここまでの3例は、起立－着席運動によって予想をはるかに超えた回復を得られた方々でした。

誰でもどこでもできる有効なリハビリ――起立－着席運動の効果を改めて再確認したのでした。

がんの末期まで起立－着席運動を行って充実した人生を送った人

症例21　Kさん　80歳　男性

70歳から右の手と足が震えるようになり、歩きにくく、パーキンソン病と診断されました。抗パーキンソン剤が奏功し、介助なしに歩けていました。糖尿病、肥満、睡眠時無呼吸症候群、それに変形性膝関節症もあり、72歳で左膝人工関節置換術を、75歳の時には右膝人工関節置換術を受けました。膝痛があり、ひどい時には、ほとんど歩けない状態になりましたが、起立－着席運動を行って乗り切ってきました。

ところが77歳になったある日、肛門から出血があり、大腸がんが見つかりました。多発性で肝臓と左副腎に転移していたため、F医療センターに入院し、抗がん剤を受けることになりました。

抗がん剤を受けると全身衰弱を起こすことがあります。ましてKさんの場合にはパーキンソン病がありますので、歩けなくなる可能性はかなり高いと予想しました。そこで私は、先方の主治医とKさん、それに家族にも、抗がん剤を受けている間に、起立ｰ着席運動を続けるように提案しました。主治医は、快く協力してくださることになりました。

Kさんは、2012年1月27日から2月7日まで入院し、抗がん剤（ゼローダ、オキサリプラチン）の点滴を受けました。一方、毎日起立ｰ着席運動を300回行い、歩行が悪化することなく退院されました。

その後、口から飲む抗がん剤を続けていましたが、全身倦怠感と手足のしびれで一時は歩けなくなる時もありましたが、最低1日100回起立され、歩行能力は維持されました。

8月27日から9月1日まで入院、再び抗がん剤の点滴を受けました。しかしその間、ベッドサイドで起立ｰ着席運動だけは熱心に続けられ、歩行能力は低下しませんでした。

2013年6月に睡眠時無呼吸がひどくなり、補助呼吸器（CｰPAP）をつけて眠ることにし、快い朝を迎えることができるようになりました。歩けるようになってから食欲も旺盛で、いたって健康な日々を過ごしておられました。

２０１４年４月、「歩きにくくなった」「起立‐着席運動が30回できなくなった」と外来にお見えになりました。その時、患者さんと一緒に起立‐着席運動を50回行いました。時間にして５〜６分です。これで再び、起立‐着席運動を３００回できる自信が得られることになりました。

２０１４年７月８日に亡くなられたのですが、６月23日に家族全員を集めて兄弟への財産分けをしました。６月29日には大好きなクラシック音楽の演奏会があり、それに出席し、大満足されていたと言います。そして家族を招いて、最後の晩餐会も開かれました。６月30日に意識障害が出て１日入院して自宅へ退院。７月１日再び意識障害になり、そして７月８日、静かに息を引き取られました。享年80歳でした。

すべてが起立‐着席運動の効果とは言い切れませんが、パーキンソン病、大腸がんという大きな病気を持ちながら、最後まで歩き、介護を受けず、趣味を楽しみ、家族への思いを励みに、素晴らしい人生を送った１人として記録しておきたいと思います。

症例22　Mさん　83歳　女性

この方は、80歳の時に変形性膝関節症で歩けなくなり（第３章112ページ「症例４」）、82歳の時に脊柱管狭窄症で歩けなくなり（第４章152ページ「症例９」）、その度に入院治療で克服してこられました。

今回は、83歳の時です。2013年8月30日に下血から直腸がんと診断され、K病院で外科的治療を受けることになりました。

私が一番心配したのは、大きな開腹術を受けることによって安静が長引き、せっかく手術に成功しても歩けなくなり、QOL（生活の質）が低くなることでした。最近の病院職員は、ベッドにじっと寝ていることを強要しますので、寝たきりになりやすいことはすでに述べました。

私がK病院外科の主治医に電話で私の意見を述べたところ、大賛成してくださいましたので、安心しておりました。それでも心配性の私は、患者さんに「絶対安静が必要なのは1～2日以内なので、できるだけ起立‐着席運動を行うこと、ベッドから出てはいけないと言われる時には、ベッドに寝たままかけ布団の中で下肢伸展挙上運動を行うとよい」と勧めました。

10月7日、直腸がん切除と、人工肛門造設がなされました。術後3日目から食事を口から食べてよい（経口摂取）という許可が出ました。しかし、せん妄が出て精神状態が悪くなり、人工肛門粘膜が壊死になって後腹膜膿瘍ができてきました。そのため10月21日に再手術がなされ、下行結腸切除と、横行結腸人工肛門再造設がされました。そして人工肛門管理法、手術創のケアとともにリハビリが行われて、10月24日に当院へ転院してこられました。K病院へ入院する前、大手術になること、廃用症候群が起こりやすいことを説明し、できるだけ起立−着席運動を行うよう話しておきましたところ、Mさんは入院中、きちんと実行してくれました。K病院も術後リハビリの大切さをよく理解された素晴らしい施設でした。

当院へ転院された時に、下肢筋力はよく保たれており、膝伸筋力は右24kg、左31kg（健常者平均値は45kg）、両側杖で45m以上歩くこともできました。当院にはわずか4日間入院しただけで、本人とご主人は人工肛門のケア、手術創のケアができるようになり、歩行も自立で、自信を持って10月27日に自宅へ退院されました。

その時すでに、両肺に多数の転移巣があり、CTで骨盤内にがんが転移していましたので、退院後は、訪問看護と訪問介護でサポートしました。がん痛にはトラマドール塩酸塩、モルヒネで鎮痛を行い、起立−着席運動も毎日実行されました。排尿はご主人の手を煩わせたくないという思いやりから、自分でトイレまで歩いて行ってされていました。

しかし2015年3月7日の午前3時、トイレの前で倒れてしまいました。「おとうさん、おとうさん」と呼びましたが、声が小さかったのか、介護に疲れたご主人の耳には届かず、午前7時までトイレの前で倒れたまま臥していました。そして、ついに入院を決心されました。

入院後は、すっかり安心されたのでしょう。スヤスヤと眠られました。ご主人は常時付き添われ、親身の介護をなさいました。そして3月19日、何ら苦痛を訴えることなく、静かに息を引き取られました。

2人の末期がんの例は、最後まで起立－着席運動を実行し、運動能力を維持し、トイレ動作に自立し、苦しむことなく、永眠されたことで共通しています。起立－着席運動の果たした役割は決して小さくなかったと思っています。

がんの終末期でもリハビリを行うことについて

がんの終末期でも起立－着席運動を行い、最後まで自立した人生を全うされた2人を紹介しました。

がんで、もうあまり長くは生きられないと知った時、リハビリはせずにベッドで静かに過ごしたいという人もいれば、リハビリを頑張って最後の最後まで自分の足で歩き、トイレに行き、好きなことをしたいという人もおられるでしょう。

最終的には患者さん自身の価値観に委ねるしかありませんが、中には、本当はリハビリをしたいものの、どういう方法があるかわからない方、今さらリハビリをしても……という諦めの気持ちの方、リハビリで家族に負担をかけたくないという遠慮の気持ちの方など、さまざまでしょう。

しかし、人生最後の時を思うように動けず、例えばおむつをして過ごすとか、食事もみなと同じテーブルを囲めずにベッドの上で食べるというのは、あまりにわびしいことではないでしょうか。

その点、起立－着席運動なら、リハビリと言っても難しくはなく、家族にも負担をかけることはなく、続けやすいと思います。これで足腰を鍛えておけば、がんが進行して終末期を迎えたとしても、最後まで自立した気持ちと身体を保つことができます。抗がん剤などで体力が落ちることがありますが、その時にも、起立－着席運動は効果的だと思います。

REHABILITATION

終　章

明るい高齢化社会を目指して

維持期リハビリについて

皆さんの中には、急性期病院で治療を受け、次いで回復期リハビリ病院を経て、現在、自宅または施設で過ごしている方がおられるでしょう。そうした皆さんは今、「維持的リハビリ」を受けておられるわけです。ここで、もう一度、リハビリを含む医療の流れを振り返っておきましょう。

リハビリを要する病気の方が受ける治療は、次の３つがあります。

急性期病院

手術をしたり、急性期の検査・治療を行う病院で、救急指定病院も含みます。

リハビリに関しては、「急性期リハビリ」が行われます。

私見を述べますと、急性期病院でのリハビリは１日30分前後で、極めて不足しております。対策としては、急性期病院のリハビリ治療を90~１２０分できるように療法士の数を増やすか、入院日数を短縮して療法士の多い回復期リハビリ病棟に早く移すべきです。

ちなみに脳卒中では、米国での急性期病院・在院日数は４~５日で、早期にリハビリ専門病院へ転院しています。

▦回復期リハビリ病院

急性期病院で治療した後、後遺症を残し、リハビリを要する方が転院する病院または病棟です。

リハビリに関しては、「専門的リハビリ」が行われ、脳卒中では１８０日間、骨折は90日間と、十分なリハビリが受けられます。

ただし、回復期リハビリ病棟の入院日数は全国的に次第に短くなっていく傾向があって、私どもの病院でも、脳卒中のリハビリは「60日で十分」と入院時の患者さんと家族に説明しております。あまりに短いと最初は驚かれますが、入院してしっかりリハビリを受けているうちに、本当に２ヶ月で十分なのだとわかっていただいております。

▦療養型病院

回復期リハビリ病院で専門的リハビリを受けても、すべての患者さんが歩けるようになるわけではなく、重い後遺症を残し、長期の医学的ケアを要する方がおられます。この病院はそういう方が入院する施設です。

この病院は、長く入院できるメリットがありますが、リハビリについては必ずしも十分に受けられません。今まで述べたように、私のモットーは「自分でリハビリをできるようになろう」ですが、この施設には自分でリハビリのできる力のない方がほとんどです。

しかしリハビリを行わないと機能が悪化するので、リハビリは必要です。「リハビリを続けても改善効果が得られない」という理由で医療保険に認めてもらえませんが、機能低下を遅らせる効果もあるわけですから、これまで否定してはならないと思います。

維持期リハビリ

回復期リハビリ病院を退院しますと、「維持的リハビリ」に入ります。脳卒中や骨折などの「急性期リハビリ」と「回復期リハビリ」は医療保険で受けられますが、その後は「介護保険」で受けるようになっています。場所として、自宅、施設、介護老人保健施設、療養型病院などがあります。

ここでは、理学療法士、作業療法士、言語聴覚士などの専門職による治療は極めて限られますので、どうしても、自分で自分のリハビリをできるようになりたいものです。

維持的リハビリの方法

病院を退院して自宅に戻る患者さんに、「自宅でも起立‐着席運動を続けてくださいね」と言いますと、「いつまで続ければいいいですか?」といった質問を受けることがあります。

健康づくりに大切なのは「栄養、運動、休息」の3点で、この3つに途中で中止してよいものはありません。

栄養が一生涯摂取しなければならないのと同じ意味で、運動も一生涯必要です。したがって、「いつまで?」のご質問には「一生涯」というのが答えです。

ところが自宅へ退院すると、テレビの前に座って動こうとしなくなる患者さんが多いのも事実です。

私の施設では、通所リハビリ（デイケア）に通うことを勧め、週2~3回通っておられます。

そこで起立‐着席運動を午前1時間200回、午後1時間200回行っております。これにより、筋力もADLも5年間は維持できることを確かめております。

厚生労働省は、65歳以上の人の健康維持に「何でもよいから1日40分動く。1週あたり10エクサイズを」と提案しました。当院の通所リハビリに通う方の多くは、65歳以上ですので、この提案を基準にして頑張れば、健康を維持できると思っています。

ちなみに、週2回通所リハビリに通って1日400回起立-着席運動を行えば、3・3×2＝6・6エクササイズになり、厚生労働省の基準の10エクササイズには足りませんが、5年間は筋力もADLも維持できることがわかっています。

一方、遠方であったりして通所リハビリに通うことのできない患者さんもいます。こういう方の体力維持はなかなか難しく、工夫が必要です。病院のように集団訓練はできなくても、家族1人が加わり、2人以上になれば集団訓練ができます。15分間テレビドラマを観ながら、音楽を聴きながらなどの「ながら運動」もお勧めします。15分間で100回、午前午後で200回の起立-着席運動ができるからです。これを1週7日行うと、1・5×7＝10・5エクササイズになり、厚生労働省の基準を超えることができます。ただし、これを実行するには、本人の意欲が必要です。24時間のうち、少なくとも1日30分くらいは体を動かさなければならないことは、常識的に理解できるでしょう。

1人で歩行できている方の運動量は、それほど心配していません。1日30分歩いても1・5エクササイズですので、7日続ければ、1・5×7＝10・5エクササイズになり、厚生労働省の基準の10エクササイズを超えることができます。こういう方は、退院後の起立－着席運動はほとんど必要ありません。ただし、1日10分間でもしたほうがよいとお話しております。

はっきりしている事実は、運動している方では運動能力を維持できており、運動しない人では必ず低下していきます。これは非常に明確です。

意欲のない方の運動能力を維持することは、非常に困難だと言わざるを得ません。

介護保険で利用できるものに、「通所介護（デイサービス）」があります。以前は、カラオケ、風船バレーが定番でしたが、最近は趣味活動が盛んで充実しています。陶芸、手芸、パソコン、生け花、絵画、彫刻など、利用者の要望を入れ益々充実してくることでしょう。ただ運動が不足しがちで、1日10分でよいから起立－着席運動をされたらどうでしょうか。

健康年齢を伸ばすには

よく知られているように、日本人の平均寿命は世界のトップクラスで、2016年のデータによると、男性80・98歳（世界2位）、女性87・14歳（世界2位）です。

平均寿命に対する「健康寿命」という言葉があります。これは一生のうちで、介護を受けないで自立した日常生活を送れるまでの年齢を示すものです。世界保健機構（WHO）の発表によると、日本が世界1位で74・9歳です。したがって介護を要する期間は、83・7－74・9＝8・8年になります。

男女別に調べた厚生労働省の発表（２０１０年）によると、介護を要する年数は、男性9・13年、女性12・68年です。

これは、男性で9年以上、女性で12年以上の間、介護を受けることになり、非常に長く、将来に不安を感じる人が多いのは当然でしょう。

介護を要する人の数ですが、厚生労働白書によると、介護保険の始まった２００２年の要支援と要介護に認定された人数は約３３０万人でしたが、２０１２年は約５５０万人で、10年間に約１・７倍にも増えています（図６－１）。

介護を要するようになった原因の病気を調べてみますと、多い順から、脳卒中17％、認知症16％、高齢による衰弱14％、骨折・転倒12％、関節疾患11％、心臓病5％、その他25％です（図６―２）。

このグラフを見て思うことは、脳卒中、高齢による衰弱、骨折・転倒、関節疾患、心臓病などの大部分がリハビリにより障害度を軽くすることができることです。

ここで、今まで述べてきたように、リハビリが急性期医療の中に普及していないこと、

図6-1　要介護度別認定者数の推移

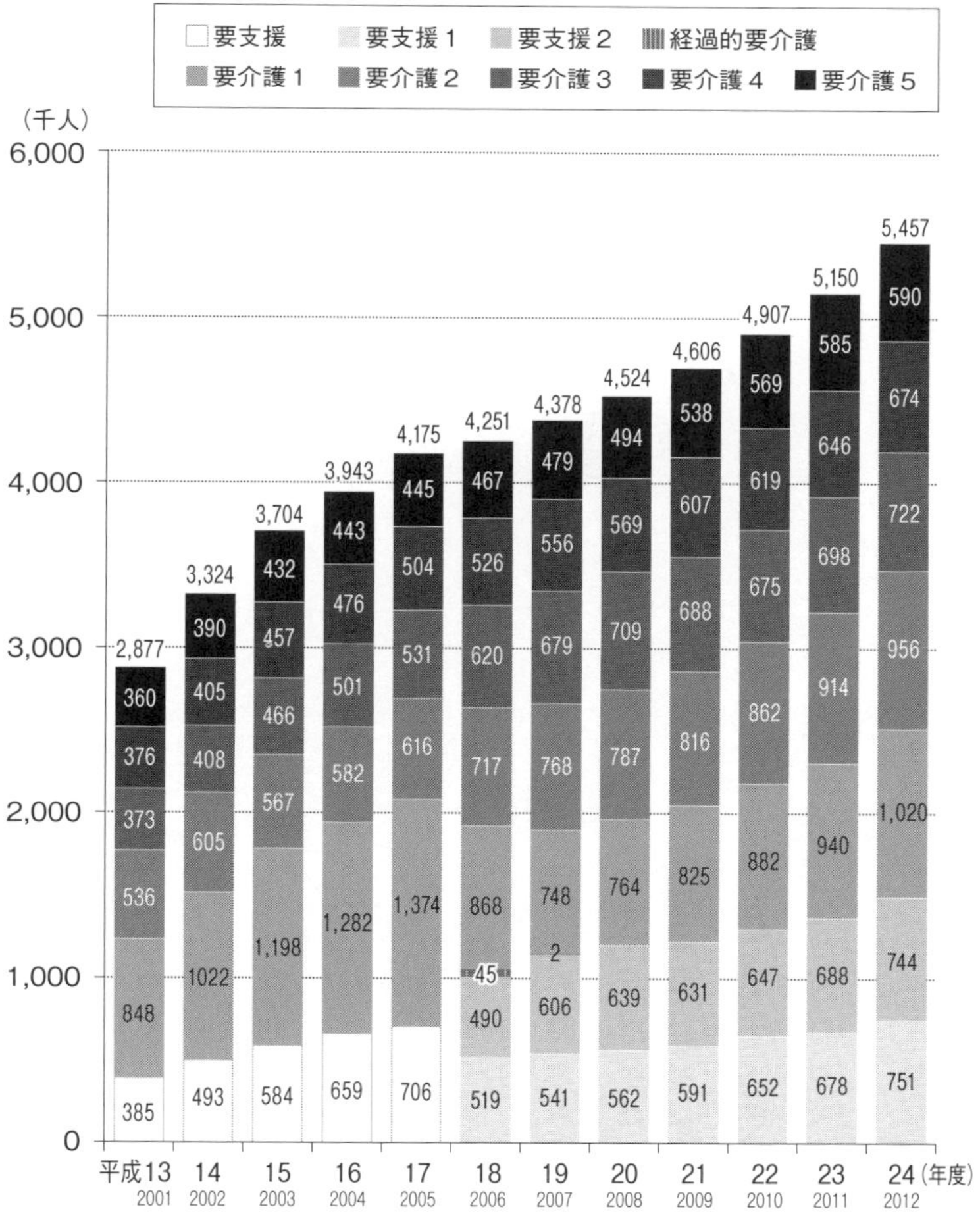

内閣府『平成27年度版高齢社会白書』より

図6-2　65歳以上の要介護者等の介護が必要になった主な原因

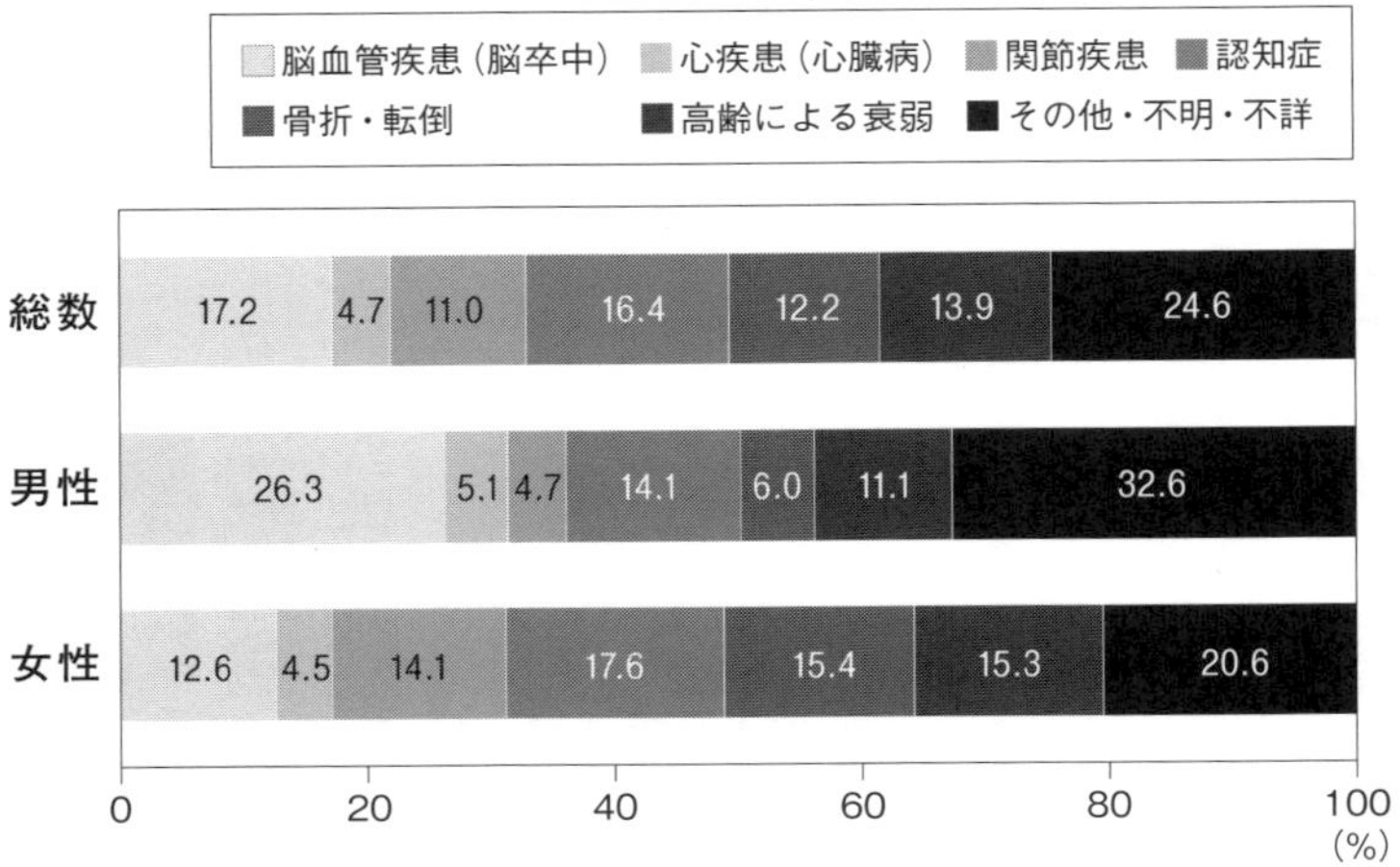

内閣府『平成27年度版高齢社会白書』より

回復期リハビリ病棟で十分なリハビリを受けていない人が多いことが、かえすがえす残念でなりません。リハビリは介護を要する状態を予防できるからです。

やはり「リハビリは自分でできるようになろう」「起立‐着席運動をしたら簡単ですよ」と声を大にして言いたいと思います。

健康年齢を伸ばすには、健康増進法が欠かせません。主なことは、メタボとロコモへの対策で、両者には共通点があります。食事療法と運動療法ですが、常識的なことなので要点だけを述べることにします。

①食事療法では、過食を避け、肥満を予防すること、減塩で高血圧を予防すること、バランスの取れた食事にすることです。これで高血圧、糖尿病、高脂血症、肥満などのメタボを予防できますし、肥満を避けることはロコモに重要で、また骨粗鬆症の予防にも必要です。

②運動に励むこと。メタボの見地から、皮下脂肪を燃焼させ、耐糖能を上げ、肥満を予防し、高血圧、糖尿病、高脂血症に好影響を及ぼします。足腰が弱らないように注意し、運動能力を維持し、精神的にも元気を維持し、生活に張り合いを保ちます。

起立－着席運動は、足腰の筋力強化にお勧めですが、もっと強い運動にスクワットがあります。92歳まで舞台女優を務め、生涯現役を果たした森光子さんが、毎日150回スクワットをして、足腰を鍛えていたことは有名な話です。一度に150回はきついので、2セットに分け、1セット75回ずつを1日2セット行っていたそうです。

椅子からの起立－着席運動は、スクワットほど強い運動でなく、足腰の弱い方にもできる運動です。脚力のある方は、椅子の高さをだんだん低くして、あるいは椅子を取り除いてスクワットをしても良いと思います、

高齢者の生きがい

ここで、「生きがい」「生きる歓び」「本当の健康」とは何かを問うてみることが必要でしょう。老化で心身が弱り、介助を要する状態になっても、なお、生き生きと幸せに生きている先輩の高齢者はたくさんいらっしゃいます。

生きがいを感じるのはどんな時か、具体例を挙げると、①学習や趣味などを通じて「達成感」が得られた時、②家族や友人との交流の中で親和・愛情の要求が満たされた時、③社会のために役立っているという「役割意識」を感じる時などです。

つまり、介護を受けている状態でも、こういう高齢者は、「生きがい」を感じています。自分が不健康だとは思っておられないでしょう。

こう考えると、健康寿命の定義の「介護を受けていない状態」が、必ずしも「健康」を意味しているのではないことになります。

高齢者に仕事を

日本が長寿国になったことは、大変めでたいことです。何よりも、元気に年齢を重ねる人が多くなったことは祝福すべきです。

２０３５年には65歳以上の人が３人に１人になると予測されていますが、このことから暗い老人社会を連想すべきではありません。65歳以上で社会的に活躍している方はたくさんおられます。ボランティアとして海外で活動しておられる方、趣味を生かして活動しておられる方、地域で福祉活動をしておられる方も多くいます。

しかし能力・可能性を持ちながら、働く場のない方も少なくないでしょう。高齢化社会で最も求められていることは、高齢者に働ける場を提供することではないでしょうか。年齢とともに身体の不自由はあちこち起こってきますが、それでもできる仕事はたくさんあるはずです。これは、高齢者のセーフティーネットとして、政策として進めていただきたいと思います。

高齢者に介護受給を勧めるだけでなく、働く場を提供する施策が必要です。嫌な仕事は避けるべきですが、喜んでしていただけるものも必ずあります。キャリアを生かし、経験を生かし、何よりも高齢者の叡智・知識を生かし、仕事を通じて社会参加ができます。また、得られた収入からささやかでも納税という社会貢献もできるようになります。

私の恩師であり「リハビリの父」と言われる米国のラスク先生は、「障害者が税金に依存した状態から、働いて納税者になること」を一つの課題にされました。元気な高齢者が増えた今日、高齢者の労働を真剣に考えてよい時代ではないでしょうか。

おわりに

リハビリテーション（以下、リハビリと略す）は、面白いほど効果の大きい治療です。寝たきりが歩けるようになり、自立し、職場復帰された方も少なくありません。これほど有効な治療が、我が国で十分生かされていない現状に、深い嘆きを懐くものです。

起立‐着席運動を行ってリハビリを自分でできるようになろう——これが本書の全編を通じて私が最も強調したいメッセージです。

私の恩師であり、日本のリハビリ医学を手さぐりで開拓・研究された服部一郎先生は、「四畳半の訓練室があれば、ほとんどの障害のリハビリができる」「リハビリは誰でもどこでもできる」とおっしゃいました。多くの治療器具や大きな施設がなくても、リハビリはできるのです。

これは、脳科学と技術の進歩した現在、高度な技術を使うとかえって治療結果が悪くなることに気付いたので、改めて強調したい点です。

「誰でもどこでもリハビリはできる」と言いますと、専門家から「リハビリを非専門家に安売りしている」と批判されることがあります。

しかし私の願いは、これほど有効なリハビリを急性期医療から慢性期医療まで、また介護まで普及してほしいという願いです。誰でもどこでもできるリハビリにこだわるのはそのためです。

理学療法士や作業療法士からは、「起立‐着席運動とは、単純すぎて、専門的でない」と批判されることがあります。

専門的とは、難しい理論と技術を振り回すことではないでしょう。専門家の任務は、患者さんの最大の回復と幸せを願って仕事をすることです。講習会で習った新しい方法と言っても、効果不明な「〇〇法」で治療することではありません。

本書をお読みくださった方は気付かれたと思いますが、リハビリ専門職のPT、OT、STという「専門職名」が本書ではほとんど出てきません。私は最近の「PT、OT、STで行うのが総合的リハビリ」「3つの専門職が揃わなければリハビリはできない」という風潮に強い批判を感じています。PTは下肢の治療、OTは上肢の治療、STは言語・嚥下の治療と分断されています。

私はPTもOTもいない時代を経験していますが、看護師と家族の協力を得て起立－着席運動を長時間行い、現在と変わらない治療成績を上げていました。

もちろん3つの専門職員がおれば、評価もプログラムも格段に専門的に、立派になるでしょう。

しかし、かえってリハビリ医療チームの真のリーダーがいないと、分断されて非能率なリハビリになる可能性はないでしょうか。必要のない無駄な治療をしていないでしょうか。そのため、最善の結果を上げ得ないことになっていないでしょうか。私は、治療の原則は本書で述べたことに尽きると考えているのです。

本書では、現在の脳卒中、骨折などのリハビリが非常に不十分である現実を述べました。単純に、起立－着席運動さえ行えば、もっと回復できるのに、と思います。

リハビリは、いつまでも病院でしてもらうものではない、自分で治療できるようになろう、自立しようと書きました。自分でリハビリができるようになると、リハビリを求めて治療機関を探し回る「リハビリ難民」も解消されるでしょう。

本書では、健康な人向けの健康増進法としても、起立－着席運動が役立つことを述べました。世の中にはさまざまな健康法の情報があふれていますが、この方法を、ぜひ多くの方に知っていただき、実践していただければ、と思います。

最後までお読みくださり、ありがとうございました。

２０１７年８月

医療法人 羅寿久会　浅木病院　会長

三好正堂

新版《しんぱん》　間違《まちが》いだらけのリハビリテーション

2017年10月19日　初版第１刷

著　者――――――三好正堂《みよしせいどう》

発行者――――――坂本桂一

発行所――――――現代書林

〒162-0053　東京都新宿区原町3-61　桂ビル
TEL／代表　03（3205）8384
振替00140-7-42905
http://www.gendaishorin.co.jp/

ブックデザイン ―――藤田美咲

印刷・製本　広研印刷㈱
乱丁・落丁本はお取り替えいたします。

定価はカバーに
表示してあります。

本書の無断複写は著作権法上での特例を除き禁じられています。
購入者以外の第三者による本書のいかなる電子複製も一切認められておりません。

ISBN978-4-7745-1660-8 C0047

患者・家族・医療専門家必読！
早期リハビリの重要性がわかる一冊

改訂 脳卒中リハビリテーションの要諦

三好正堂［著］

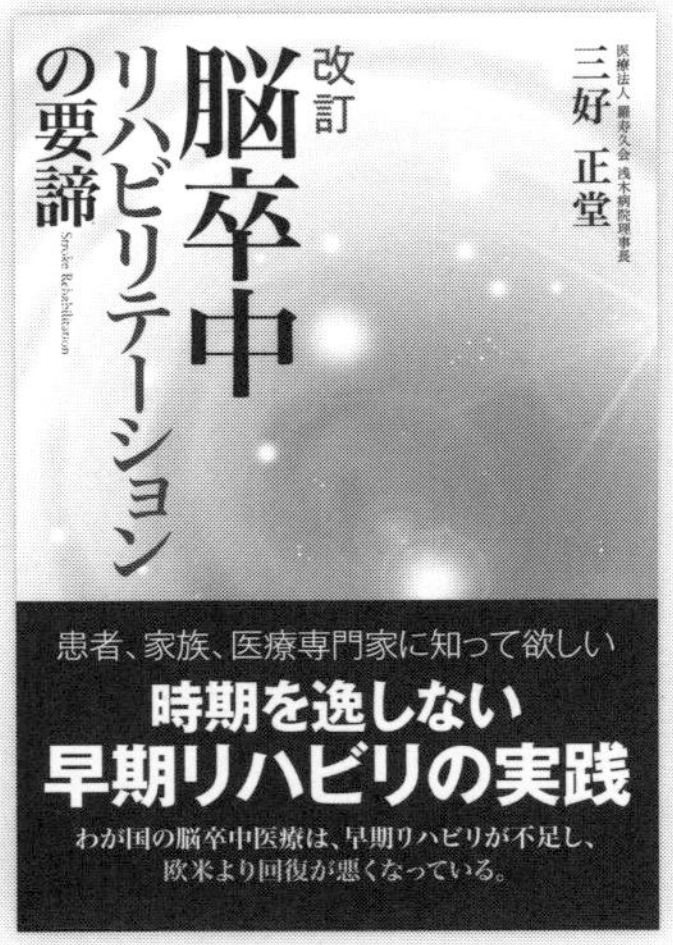

好評発売中!!

◉**内容**

第一章　廃用症候群
——リハビリテーションは早期に始めることが最も大切
第二章　脳卒中という病気と「障害」
第三章　脳卒中・片麻痺のリハビリテーション
第四章　片麻痺者が回復するメカニズム
第五章　片麻痺手のリハビリテーション
第六章　日常生活動作——評価と訓練
第七章　慢性期片麻痺のリハビリテーション
第八章　嚥下障害の治療
第九章　排尿障害・失禁の治療
第一〇章　肥満の治療
第一一章　失語・発語障害のリハビリテーション
第一二章　失認・失行・高次脳機能障害
第一三章　合併症がある場合のリハビリテーション
第一四章　介護保険の受け方
終　章　障害を乗り越える

現代書林　定価 本体 1,400 円＋税